健康中国 科普丛书

U0236103

如果大脑

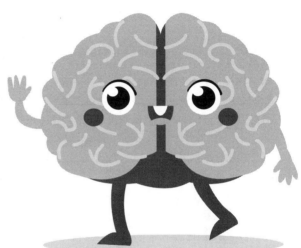

会说话

张咏梅　刘　昱 ——————————— 著

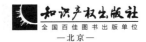

知识产权出版社
全国百佳图书出版单位
—北京—

图书在版编目（CIP）数据

如果大脑会说话/张咏梅，刘昱著. —北京：知识产权出版社，2023.4
（健康中国科普丛书）
ISBN 978-7-5130-8056-9

Ⅰ.①如… Ⅱ.①张… ②刘… Ⅲ.①大脑-普及读物 Ⅳ.①R338.2-49

中国版本图书馆 CIP 数据核字（2022）第 014928 号

内容提要

本书分 5 方面介绍人类大脑的发育，包括大脑发育的关键时期、大脑发育过程中所消耗能量的变化、大脑需要的主要营养物质、如何锻炼大脑的学习能力，以及幼年经历对大脑发育的影响，以帮助人们认识大脑、了解大脑，知悉学习发生的自然过程，减少焦虑。

责任编辑：徐家春　　　　　　　　　　**责任印制：**刘译文

健康中国科普丛书

如果大脑会说话

RUGUO DANAO HUI SHUOHUA

张咏梅　刘昱　著

出版发行 知识产权出版社有限责任公司		**网　　址：** http://www.ipph.cn	
电　　话： 010-82004826		http://www.laichushu.com	
社　　址： 北京市海淀区气象路 50 号院		**邮　　编：** 100081	
责编电话： 010-82000860 转 8763		**责编邮箱：** laichushu@cnipr.com	
发行电话： 010-82000860 转 8101		**发行传真：** 010-82000893	
印　　刷： 三河市国英印务有限公司		**经　　销：** 新华书店、各大网上书店及相关专业书店	
开　　本： 720mm×1000mm　1/16		**印　　张：** 10.75	
版　　次： 2023 年 4 月第 1 版		**印　　次：** 2023 年 4 月第 1 次印刷	
字　　数： 138 千字		**定　　价：** 45.00 元	

ISBN 978-7-5130-8056-9

前　言

孩子们很有意思，他们会问"奥特曼怎么吃饭？""我是从哪里来的？"还会担心家里的财务状况，问"我们家里有几块钱？"这些问题都来源于他们所拥有的来自父母的宝贵礼物，一个如银河般璀璨的、精美绝伦的大脑神经网络。

每一个孩子都是一个希望，是一个家庭的希望，当他们汇聚起来，就成了这个国家的希望。大人们尽着微薄的力量，呵护着孩子们的成长，从咿呀学语，到蹒跚迈步，从好奇探索，到叛逆个性。孩子的成长带给了我们欢乐，也让我们紧张、彷徨。当我们喜悦着、颤抖着迎接一个个小生命到来的时候，心里也偶尔会有一丝彷徨。是该狼性管制，还是该任其成长？是该做孩子的朋友，还是给他们独立的空间？是该相信科学营养，还是崇尚自然的食物？

在这本书里，我们收集并整理了关于大脑发育、营养与锻炼的相关研究进展，供各位父母参考。全书共分为大脑发育过程（我的关键期）、大脑的能量需求（我消耗的能量）、大脑常规的营养物质（我爱的美食）、大脑的练习（我的运动）与早年经历与大脑发育（过去与未来的羁绊）5 个章节，参考了较多的研究论文与相关领域的综述性文章，如有偏颇的地方还请读者见谅。

本书的编写感谢徐州医科大学科学与技术处的项目支持。

各位读者朋友有任何的意见和建议，请不吝联系我们，联系方式是 liuyu@ xzhmu. edu. cn 与 zhangym700@ 163. com，非常感谢！

张咏梅　刘昱

2022 年冬于徐州

目 录

第一章 我的关键期

第二章 我消耗的能量

第三章 我爱的美食

第四章 我的运动

第五章 过去与未来的羁绊

第一章

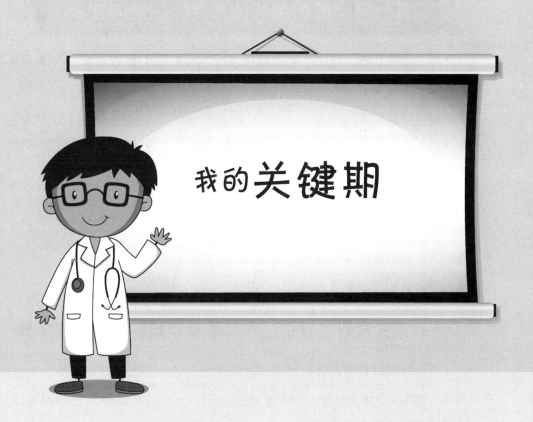

我的关键期

第一节　胚胎期与胎儿期——努力生长

努力是动物的天性吗？鲶鱼科中有一个不起眼的亚种会逆流而上 200 多英里，游到玻利维亚的安第斯山脉山脚下，人们还不清楚原因；切叶蚁剪切树叶碎片，然后在地下花园中用碎片种植营养丰富的真菌；忙碌的海狸建造水坝当作巢穴，这可能导致溪流和河流改道，甚至淹没广大的地区，形成湖泊。

努力是一个哲学问题，人们可以为此喋喋不休地争论一天，且这种争论实际上已经延续了几千年，仍旧没有得出一致认可的结论。在打开这本书的时候，你内心深处应有你的观点，而我也有我的坚持。那么在本书的最前端，我们先来看看大脑是否在努力生长。

（一）在发育的过程中，大脑随着年龄的增长逐渐成熟

在发育的过程中，大脑的生长速度是惊人的。在出生前，人类大脑平均每分钟增加 250 000 个神经元。在出生时，一个人的大脑就已经拥有了几乎所有的神经元，只是这些神经元之间的连接还没有完全建立。在出生后，大脑持续生长，数百亿个神经元与其他神经元建立信息联系的通道，最终神经元将在彼此之间建立数万亿个连接。这是一个精心组织的发育过

---

* 在怀孕期间，中枢神经系统在结构上经历了最为迅速而剧烈的变化。产前发育的平均时间（从受孕到出生的时间）为 38 周，并分为两个初级阶段——胚胎期和胎儿期，或三个相等的三个月。胚胎期包括怀孕的前 56 天或 8 周，仅根据形态学特征的变化可分为 23 个卡内基期，胎儿期为 8 周以后。

程，没有随机和自由构建。虽然神经发育有着极强的容错性，但如果发生任何不可逆的偏差，其结果都可能是毁灭性的。

出生后，正是由于神经元之间正在从无到有构建信息通道，婴儿时期的大脑比生命中任何其他时间都更乐于接受经验的塑造，以响应世界的要求，婴儿的大脑准备好了学习任何地区的语言和风土人情。随着神经元之间连接的完善，以及神经网络的专业化分工的完成，婴儿大脑的这种自我塑造的能力逐渐弱化。这就像建设一个高塔，在设计期允许进行大量的修订，在施工期会进行少量的修改，而在验收期和使用期只能进行适当的调整。大脑的生长虽然会一直持续到 60 岁前后，但主要架构在生命的最初几年就已经确定了。

不同年龄段和性别的大脑重量如下表所示。

▼ 平均大脑重量

年龄	男性/克	女性/克	年龄	男性/克	女性/克
新生儿	380	360	10—12 岁	1440	1260
1 岁	970	940	19—21 岁	1450	1310
2 岁	1120	1040	56—60 岁	1370	1250
3 岁	1270	1090	81—85 岁	1310	1170

数据来源：DEKABAN A S, SADOWSKY D. Changes in brain weights during the span of human life: relation of brain weights to body heights and body weights [J]. Annals of Neurology, 1978, 4 (4): 345-356.

（二） 从胚胎期开始，大脑的发育是一个不断动态变化的过程

人类中枢神经系统的发育遵循了所有哺乳动物的典型发育模式，是对大量分子和细胞发育进程的精确排序和协调。在这一过程中，任何的失

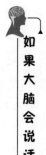

衡、突变都将显著影响中枢神经系统的最终结构和功能，并可能导致神经或精神疾病。遗憾的是，由于大脑发育过程过于精密和复杂，研究具有巨大的挑战性，虽然社会投入了大量的人力物力，科学家们也投入了巨大的热情，然而目前对发育过程的所知和所能调控的范围仍是冰山一角。依据现有的研究速度，在可预见的未来，我们仍将在相当长一段时间内缺乏对大脑发育过程进行系统性的、高效的、大范围的持续观测的手段。

目前所了解到的是，人类大脑的发育模式表现出了哺乳动物特有的组织方式，大脑从一个简单的神经管开始，从胚胎外胚层中分离出来，通过严格调控的分子和细胞进程逐渐获得成熟的组织特征。模型生物体（动物模型）的研究为人类神经发育过程提供了基本见解。然而，尽管哺乳动物神经发育过程中存在共性，但仍有着令研究人员困扰的种间差异，这些进化和物种特异性特征最终导致认知和行为上的差异。例如，人类大脑整体，尤其是大脑新皮质的关联区域，发育速度比其他灵长类动物的大脑要慢；人类的妊娠时间，以及童年和青春期都特别长，长期的发育过程和依赖期更能让环境因素影响认知、情感和社会能力的发展；此外，正在发育的人类中枢神经系统具有与成年人不同的高度特异化的特征。例如，扩展的增殖区，以及神经干细胞和祖细胞的不同亚型，其增殖能力增强，促进了大脑尤其是新生皮层的扩张。

（三）在不同的生命阶段，脑发育面临不同的风险

中枢神经系统是人体在产前最早开始发育的器官系统之一，也是在产后最晚完成发育的器官系统之一，大脑的某些区域和神经回路的发育可能持续到 20 岁甚至 30 岁。婴儿的中枢神经系统经历了从出生后 4 周到出生后 3 年的高速增长，其增长率超过了任何其他器官系统。在这一时期之后，大脑的生长速度减慢，而突触成熟和（或）修剪、髓鞘形成等过程占

主导地位。中枢神经系统的发育还表现为短暂细胞室、细胞类型和突触回路的出现和消失。这种快速的、不断变化的生长过程决定了中枢神经系统对各种疾病和伤害的易感性，并在时间维度上形成了不同模式图。因此，人脑神经发育过程并不是一味地扩展或变得更为繁复，一种适宜的权衡才是更为耗能、更需要精心计算的。权衡，就特别容易受到某些疾病的攻击和影响，通常情况下，我们需要在不同的时间段应对不同的危险因素，如胚胎期需要注意先天畸形，胎儿期需要注意营养，而5到10岁是注意力缺陷的多发年龄。

在胚胎期，包括中枢神经系统原基在内的器官原基出现。胚胎期是大多数先天性畸形发生的时期。此外，由于其长时间的动态发育，中枢神经系统比其他器官对遗传、表观遗传和环境损伤的效应敏感更长。

（四）在胚胎期，神经板通过卷曲和折叠形成神经系统的最初模样

人类产前神经发育过程是具有顺序和时间约束的。在进化中，如所有哺乳动物一样，人类的神经生成发生得很早。当外胚层在诱导作用下出现神经板之后，立即发生左右两侧的合并，神经板中线的每一侧产生的神经褶与对应侧拼接，产生了规律的神经沟的闭合。不久，这些神经褶就融合形成神经管：开始发生在神经板的中心，接着生成喙和尾翼。接下来，神经管前端和尾端的神经孔在孕期的第 29 天和第 30 天（第 5 周）开始闭合，脑室系统与羊水因此得以分离。

生长是不均匀的，神经管沿着中枢神经系统的吻尾向逐步发育。随着产前发育的进行，三个主要的脑小泡开始分化生长，而在尾侧，脊髓逐步形成。此外，神经管沿着背腹轴形成细胞排布图形，以建立特定的神经祖细胞室，产生特定类型的神经细胞。

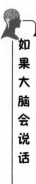
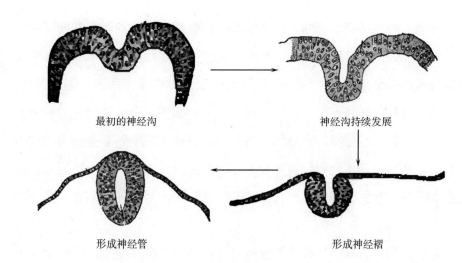

最初的神经沟　　　　　　　　　神经沟持续发展

形成神经管　　　　　　　　　　形成神经褶

■ 胎儿期神经管的发育过程

神经元的分化开始于胚胎期的第 3 周。当神经元产生时，它们迁移到不同的大脑区域，形成发育中的大脑、中枢神经系统和周围神经系统的初步结构。这是一个神经发育和大脑生长迅速的时期，形成了皮质和皮下结构的雏形。在这个时期，由于发育的需要，母亲的饮食和口味会发生迅速和明显的变化，这也是需要补充叶酸的重要时期。

（五）在胎儿期，大脑半球迅速增长，是神经元发生的主要阶段

胎儿期主要以器官的生长、分化和亚区域化为特征。就中枢神经系统而言，在胎儿发育期间，大脑重量增加了近 40 倍。其中最显著的形态学变化是大脑半球体积的快速增长，最早出现在怀孕后第 33 天或第 5 周；而脑表面出现脑沟和脑回大约在产前发育中期的第 13 到第 37 周。

人类中枢神经系统中的神经元发生在神经褶融合后不久，并以不同的速率穿过神经轴进行。最先出现的神经元是颈髓腹角的运动神经元和脑干某些颅神经核的神经元（第 4 周）。神经发生在整个胚胎和胎儿发育过程

中都持续进行（最显著的是在新皮质和小脑），并在出生后延伸到某些区域，如前额叶。神经管壁最初由一层假分层的神经上皮细胞组成，称为脑室区，沿中央腔排列，这些细胞是中枢神经系统所有神经元和大胶质细胞（即星形胶质细胞和少突胶质细胞）的干细胞或祖细胞。最初，每一个神经上皮细胞分裂产生两个成为祖细胞的子细胞，这种对称分裂的过程使祖细胞的数量呈指数增长。

胚胎发育大约从孕期的第 7 周开始，新皮质的室管膜层始祖细胞开始产生皮质板的最早神经元。此时，另一个称为室下区的神经源性增殖室出现在神经管上方，并在胎儿期的早期和中期发育过程中显著增大。这两个区域一起产生了所有的兴奋性投射神经元（也称锥体神经元），以及随后的主要胶质细胞。早期胚胎神经发生时，室管膜层的神经上皮祖细胞转变为另一种形式的神经干细胞或祖细胞，称为放射状胶质细胞，它将一个非常长的区域延伸到扩张的新皮质壁的皮亚尔表面。放射状胶质细胞体主要位于室管膜层和室下区，在这些细胞中，它们对称或不对称地分裂，产生了放射状胶质细胞和中间祖细胞或新生神经元。对小鼠、雪貂、猕猴和人脑中组织细胞的比较研究表明，这一细胞群的扩展与大脑的大小有关。在大脑较大的哺乳动物中，组织细胞群进一步将室下区划分为内、外两个区域，前者主要由放射状胶质细胞和中间祖细胞组成，后者主要由组织细胞组成。虽然中间室下区在啮齿动物中似乎微不足道，但它在猕猴和人类中的体积远远超过外室下区。目前的研究表明，人脑中神经元细胞数量的扩大，部分原因是中间室下区细胞数量的大量增加，从而产生了高增殖的中间祖细胞。

神经系统发生的下一个重要过程是新皮质的形成。从哺乳动物开始，新皮质的体积越来越大，这与跨物种的智力变化密切相关。人脑体积的扩大和复杂性的增加，很大程度上也是新皮质神经发生过程相对漫长的结果。新皮质板的神经发生，在小鼠大脑上大约持续 11 天（第 2 到第 3 周），在恒河猴大脑大约持续 67 天（第 7 到第 17 周），在人类大脑大约持续 143 天（第 7 到第 28 周）。在这里我们可以看到，人类与恒河猴大脑的前期发育时间基本相同，都是在大约第 7 周进入新皮质的发育阶段，然而新皮质板的发育时间，人类约是恒河猴的 2 倍。

新生神经元从室管膜层和室下区向其他区域的迁移及其有丝分裂后的分化导致新的、通常是短暂的结构形成和中枢神经系统的快速扩张。不同亚群的新生神经元有不同的起源和迁移模式，这些模式因神经元的亚型而异。兴奋性神经元（谷氨酸能神经元）由背侧大脑皮层的祖细胞产生，并向脑干放射状迁移，抑制性神经元（γ-氨基丁酸能神经元）主要从基底节原基的神经节隆起的腹侧产生，并向皮层板切向迁移。与啮齿类动物不同，人类神经节隆起中的大多数干细胞似乎并不位于神经上皮，而是由更分散的群体组成，这暗示了中间神经祖细胞库的扩张机制在哺乳动物中可能存在不同。

在神经发生开始之前，一组早期出生的"先锋"神经元从新皮层原基外通过切向迁移到达室管膜层的正上方，并在此定居，形成早期的边缘区，也称为原始丛状层或前板。这些早期出生的"先锋"神经元包括多种细胞类型，对于建立早期突触回路和早期皮层板的层级组织非常重要。

在胎儿期的后期，新生投射神经元进一步分离为浅层边缘层和深层中心层两个亚群，用以产生径向迁移，逐步构成皮亚尔表面下的皮层板和底板区。妊娠期间，底板区急剧扩张，成为人类胎儿新皮质壁最大的腔室。瞬态底板区，如用以充当大脑皮层各种传入投射系统的中间区域，对神经回路形成过程中的各种神经发育起着关键作用。这与其内部富含细胞外基质，并充满了移行神经元、胶质细胞和谷氨酸投射神经元和 γ-氨基丁酸能神经元的特质互为对应。瞬态底板区的细胞数量约在孕期的第 31 周达到峰值，此时人类大脑的瞬态底板区有约 36 亿个细胞，这一数量超过了老鼠和许多其他哺乳动物大脑中的细胞总数。瞬态底板区对各种围产期损伤敏感，虽然底板区在胎儿晚期和出生后早期发育过程中逐渐溶解，但许多底板区神经元作为所谓的间质神经元存活并嵌入成年白质中。

新生投射神经元在新生皮层板中以精确的内外梯度迁移至其最终层级位置。到达皮层板后，神经元被指示停止迁移并继续分化。大多数分化过程，如树突的延伸和细化与突触连接的形成，在神经元到达其最终位置后开始，并且持续到成年早期。

（六）胶质细胞和神经元伴随生长

胶质细胞的生成通常与神经发生同步，在出生时达到顶峰，但在人类中仍需一个漫长的出生后生长过程。星形胶质细胞和少突胶质细胞的前体细胞起源于妊娠中期的放射状胶质祖细胞。在出生后的前 3 年，少突胶质细胞大量生成和迁移，而大多数大脑区域的髓鞘形成在出生后仍在继续。在一些区域，如前额叶、后顶叶等联合皮质，胶质细胞的生成一直延续到出生后的第 3 个 10 年。人类的髓鞘形成在发育时间上比黑猩猩要长，黑猩猩的髓鞘形成基本上在青春期中期就已经完成。鉴于髓鞘对突触形成和可塑性的抑制作用，这种延长的出生后髓鞘形成期提高了学习的能力，并促进了复杂的记忆、感觉、认知功能的形成。

关于人类星形胶质细胞的发育目前了解得比较少。最早的星形胶质细胞是由放射状胶质祖细胞直接转化后进行的新一轮增殖产生的。研究表明，在怀孕第 15 周就可以观察到具有成熟形态特征的新皮质星形胶质细胞。星形胶质细胞在出生后的前 3 年继续增殖和分化，这与突触密度的峰值相吻合，并与其在突触形成和消除中的作用一致。

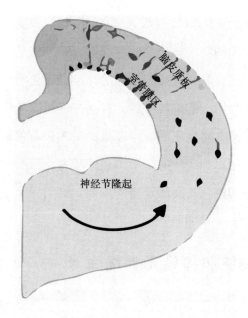

脑皮质板

室管膜区

神经节隆起

■ **大脑皮层中的神经元与放射状神经胶质细胞相互作用**

在神经发育中，放射状神经胶质细胞从神经节隆起向脑皮质板和室管膜区迁移。

图片来源：SIBEREIS J, POCHAREDDY S, YING Z, et al. The Cellular and Molecular Land-scapes of the Developing Human Central Nervous System［J］. Neuron, 2016, 89（2）: 248–268.

我们总结一下人类大脑发育的几个阶段：

阶段一：胚胎期（0 到 2 个月），通过细胞分裂形成最初的发育模板。此时，母亲保持体内内分泌和激素的平衡非常重要（压力过大存在坏处）。服用叶酸具有明显的益处。

阶段二（胎儿期 2 个月到 7 个月）：通过神经祖细胞分化产生神经元和胶质细胞，同时形成大脑的初期结构。提供充足的营养对于细胞分化具有明显的好处，此时母亲对于蛋白的需求明显变大。

阶段三（胎儿期 7 个月到 10 个月）：神经元及其连接的数量在快速增长。保证睡眠的时间对避免不良的身体反应有益。音乐可能具有效果，但是并没有确定性的研究结论。对比与胎儿的互动，母亲的身体健康似乎更大程度地影响胎儿的发育。这一时期需要注意的一个问题是胎儿是否缺氧。

阶段四：0 到 6 岁，婴幼儿的自主运动、推理、知觉能力快速发展。皮层中，前额叶和后顶叶的神经发育活跃。到 6 岁时，儿童的大脑重量达到成人的 95%，是大脑能量消耗的高峰。

阶段五：7 到 15 岁，神经连接仍在修剪，大脑连线仍处于调整中。神经元周围的脂肪组织增加，这有助于加速电脉冲并稳定连接。情绪相关区域逐渐形成，语言、数字、自我意识、共情等区域逐渐完善。

阶段六：16 到 20 岁，情感相关区域逐渐完善，负责管控情绪的前额叶皮层却是最后成熟的部分。青少年具有极强的探索倾向，离开学习的范围或熟悉的环境是青少年一个重要的基本需求特征。

阶段七：21 到 25 岁，前额叶逐渐成熟，在新的环境中产生适应性的抉择体系和社会认知体系。

阶段八：26 到 65 岁，社会认知基本稳定，大脑的神经元进入缓慢的学习与修正过程。

阶段九：65 岁以上，大脑中负责处理记忆的海马体等关键区域的细胞开始丢失。学习新技能，练习抽象推理能力和改进注意力，是具有明确的认知收益的活动。

第二节 婴儿期与儿童期——看到这个世界

大脑发育过程中的一个重要事实是，从出生到 5 岁的这段时间，大脑的发育比孩子生命中其他任何时间都要多。早期的大脑发育对孩子在学校和生活中的学习和成功有着持久的影响。人生最初几年的经历——正面的或者负面的——都将通过独特的方式塑造大脑。

出生时，中枢神经系统的大体解剖结构就能使人联想到它的成年外貌，在成人大脑皮层中能发现的神经元种类在此时也已基本确定。然而，神经发生仍在诸多区域进行，最显著的是小脑仍在继续发育，同时胶质细胞在婴儿期和儿童早期迅速生长。出生后早期大脑的发育特点是树突和轴突大量生长，随后是突触形成、胶质增生和髓鞘形成，主要发生在前脑和小脑。虽然基本形态已经定格，但新生儿的大脑重量仅为青春期后期的26.2%（男性）到26.8%（女性）。在随后的 3 年时间，大脑继续以惊人的速度增长，并达到其最大重量的81.3%（女性）到87.6%（男性），而到了青春期后期大脑将达到它的重量顶峰。虽然没有产前和产后早期那么引人注目，但实质性的结构变化和神经回路的分子重组持续到儿童后期和青春期，这与高阶认知和复杂行为的出现并行。

生命的最初几年是孩子大脑发展成健康、有能力、成功的成年大脑的最佳时间。许多重要、更高层次的能力，如动机、自我调节、解决问题和沟通的能力，是在这期间形成的——或者没能形成，一些有害的因素可能阻止大脑的发育，这些本该完成发育的基本的大脑连接在以后的生活中将很难形成，这是高昂的代价。

（一）婴儿期（1岁之前）和幼儿期（1到5岁），大脑了解生存环境的起始

出生时，婴儿的大脑约是成人大脑的四分之一，但它的大小将在一年的时间里翻倍。3岁时，它就增长到成人的80%左右，5岁时，达到成人的90%——这时，大脑几乎完全长大了。大脑是人体的指挥中心，虽然新生婴儿拥有他们余生所需的几乎所有脑细胞（主要是神经元），但真正使大脑运转起来的是这些细胞之间的连接。连接使我们能够移动、思考和沟通。对于神经元而言，连接似乎比它们自身更为重要，或者至少同等重要：没有了连接的神经元会缓慢凋亡。婴儿期与幼儿期的经历对于建立神经元之间的这些联系至关重要，这个阶段每秒至少建立一百万个新的神经连接（突触），这比他们生命中的任何其他时间都多。

人们把大脑描述为银河系，是宇宙中最复杂、最令人兴奋的器官，这种说法部分是由于人类大脑有大约1000亿个神经元，大约等同于银河系恒星的数量。但这种描述并不恰当，大脑中每个神经元通过细胞间多达4万个单独的突触与其他神经元相连，银河系中的恒星可没这么复杂。

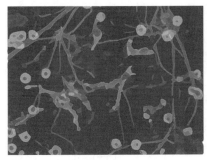
神经网络

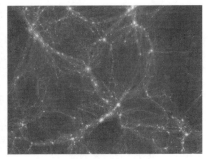
银河系暗物质网络

■ 神经元与银河系结构对比

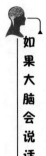

人脑的确是现存最复杂的生物机体，婴儿的大脑也许还有部分空白，而有过复杂经历的成熟大脑更加难以捉摸，甚至成年的大鼠大脑都复杂得让人着迷。但作为人类复杂行为的基底，大脑的复杂性也有据可依，并部分可预测：大脑的发展遵循遗传蓝图，这个蓝图设计了大脑的基本结构和连接。同时大脑发育对环境也很敏感，个人的经历可以决定拆除或者保留大脑现有的布线电路。

从出生开始，婴儿通过日常经历发展大脑的连接，他们通过与父母和照顾者的积极互动，以及利用他们的感官与世界的互动建立神经元之间的连接。幼儿的日常经历决定了哪些大脑连接被发展，哪些将持续一生，他们早年接受的护理、刺激和互动的数量和质量使一切变得不同。其中，婴儿与成年人在生活中的关系是影响他们大脑发育的最重要因素，与关爱的、可靠的成年人建立良好的关系对婴儿大脑的健康成长至关重要。这些关系始于家庭，但也包括儿童保育提供者、教师和社区的其他成员。

从出生起，婴儿就发出邀请，邀请父母和其他成年照料者与其接触和互动，婴儿们可能通过咕咕的声音、微笑和哭泣来完成这种邀请，每一个小邀请都是照顾者响应婴儿需求的机会，而这种"邀请和响应"是大脑完成布线的基础。所有的文化都鼓励父母和照顾者给予婴儿关注，实际上是帮助搭建和完善婴儿的大脑，这就是为什么从婴儿出生那天起，和他们交谈、唱歌、阅读和玩耍，给他们探索物质世界的机会，并提供安全、稳定和有教养的环境，在任何种族和文化中都非常重要。

人类和其他灵长类动物都是高度群居的动物。认知的一个主要功能是使我们能够识别、操纵和处理与社会相关的信息。社会认知领域试图理解和解释个人的思想、情感和行为是如何受到他人存在和与他人互动的影响的。目前的研究证据表明，社会认知相对独立于认知的其他方面，如额叶或前额叶皮质受损的个体，尽管保留了一些完整的认知技能如（记忆和语言）却可能表现出社会行为和功能的受损，在这种损伤后，患者的社会认知能力会相对缺乏。另一个例子是，在面容失认症患者中，社会认知和非社会认知技能的分离，使他们在对面孔的感知上表现出选择性的损伤，但对非社会刺激的感知保持不变。此外，社会行为和非社会行为都具有高度遗传性。更多关于社会认知独立性的证据来自对威廉姆斯综合征或自闭症患者的研究，尽管威廉姆斯综合征患者在空间认知方面存在缺陷，但他们的基本社会认知技能（即面部处理和简单的心理能力）似乎相对正常。这种社会认知的部分保留与高功能自闭症和阿斯伯格综合征患者形成了直接对比，后者表现出与一般认知能力无关的社会认知和社会行为障碍。在这样的背景下，有着积极、健康经历的婴儿成长为儿童后，在学校和生活中会更健康、更成功。而有过不良幼年经历的儿童情况则相反，恶劣的幼年经历会对儿童的早期大脑发育与随后的长期成长产生广泛、持续的负面影响。

（二） 婴幼儿期与儿童期，神经元的生长与修剪同时发生

目前神经科学研究认为，婴幼儿期是大脑发育最重要的时期。年幼的大脑改变着形状和大小以回应在生命早期遇到的一切，新的环境、生活经历、照顾者和人际关系都会影响孩子大脑回路的连接方式。

婴儿出生时约有 860 亿个神经元，虽然新生儿的神经元数量与成人差异不大，但他的脑容量只有成人脑容量的 25%——这是因为婴儿的神经元只有大约 50 万亿的神经连接，而一个成年人有大约 500 万亿的神经连接——这些突触连接网络最终决定孩子的思考和行为方式，以及他们在未来如何面对自然世界与人类世界。500 万亿的神经连接，这是一个庞大的、缓慢的发育历程。

　　那么，早期大脑发育中的突触修剪是什么？突触修剪是消除未使用的神经元和神经连接以提高神经元传输效率的过程。突触网络在出生后的第一年发展迅速，并在幼儿期继续增长。到 3 岁时，突触连接已经发展到了 1000 万亿个。但显然，并不是所有的突触连接都会随着孩子大脑的生长而保留下来，毕竟成人也只有 500 万亿个的神经连接。婴儿的早期生命体验将激活某些神经元，在它们之间创造新的神经连接，并加强现有的连接，未使用的连接最终将被淘汰，即突触修剪。

　　建立巨大的网络联系，通过生活经验创造和塑造它们，修剪未使用的连接，是大脑卓越的发展历程，这种基于经验的可塑性使婴儿能够灵活地适应他们出生的任何环境，而不受太多硬性神经连接的限制。

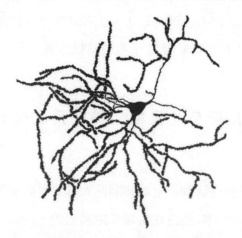

■ 共聚焦显微镜下的海马神经元及其突触连接

　　神经元的生长与修剪是同时发生的，这样的发育模式对婴幼儿大脑的好处是巨大的，但成本和风险同样是巨大的。一方面，婴儿需要大量的照顾，他们需要"摄取"大量的生活经验，才能逐渐独立；另一方面，父母在儿童成长过程中做什么或不做什么，会对孩子的心理健康和生活产生极为深远的影响。下面是几个突触修剪的示例。比方说，父母总是向一个蹒蹒学步的孩子展示音乐作品或者让其参与到音乐活动中，那么"音乐鉴赏或创作"的相关神经连接将随着时间的推移发展和加强，未来这个孩子也许并不能成为卓越的音乐家，但他的乐感有较大概率会优于普通人。此外，如果儿童不断经历惩罚或严厉的对待，那么"惩罚和苛刻"相关环路会反复激活，孩子的大脑会强化对负向刺激的编码，而更可能表现出敌视、冷漠、社交障碍等问题。早年的生活是一个独特的敏感期，在此期间的经验将被赋予持久的影响，这种基于经验的大脑可塑性可能存在于一生之中。

大脑的发育存在关键期和敏感期。在幼儿期，发育中大脑的不同区域对生活体验变得相对敏感，也有时间窗，这些时间窗被称为关键期或敏感期。在特定的关键期，某些大脑区域的突触连接更具有可塑性。当关键期过后，突触逐渐变得稳定，可塑性变低。例如，儿童在青春期前可以很容易学习新语言并更容易达到熟练程度，这是因为语言技能掌握的敏感期是从出生到青春期之前。另一个例子是情绪调节，情感的自我调节是大脑结构的基本功能，这是一个人监控和调节情绪的能力。但情绪调节不是我们与生俱来的技能，学习这种关键生活技能的敏感期是在孩子两岁之前。关键或敏感期的存在是早期生活经历如此重要的另一个原因。

除了影响脑细胞网络的形成方式，早期生活经历还可能对孩子的未来产生另一个重大影响。大量的科学研究表明，生活经历可以通过减缓或关闭部分基因来影响基因的表达，即改变基因中信息的利用方式（表观遗传学），或在某些情况下通过增加特定基因的输出来影响基因的表达。这就是为什么同卵双胞胎不是彼此的复制品，虽然他们的基因是相同的，但他们的表观遗传标记在出生之后就变得不同，并继续分化——因为他们与环境以各自独特的方式进行相互作用。更重要的是，这些表观遗传变化可以是永久性的，代代相传。在古老的自然与培育的辩论中，表观遗传学提供了一个令人惊讶的中间地带：基因是极其重要的，但环境因素也是如此。

神经可塑性和表观遗传是了解儿童早期神经和大脑发育的两大基石。虽然我们不需要成为完美的父母（谁可以呢?），但确定的是，一些可能造成童年不良经历的事件，的确可能导致毁灭性的后果。

（三）大脑具有分区域发展的特点

大脑的不同区域负责不同的能力，如运动、语言和情感，并以不同的速度发展。大脑发育建立在自身的基础上，毕竟突触最终是以更复杂的方式相互联系。这是孩子能够以更复杂的方式运动、说话和思考的基础。

婴幼儿期与儿童期的神经连接的快速增长，如前所述，在生命的最初几年里，每秒形成超过一百万个神经连接，这些连接与各种技能相对应。例如，当孩子学习骑自行车时，需要将骑行所需的技能（如平衡、踩踏板和向前看）存储在记忆中。当这种连接已经建立，并逐渐稳定后，孩子们可以自由地骑行，而不需太多的考虑。由于突触连接的存在，即使孩子们在很长一段时间内不再骑车，他们仍旧能够通过这些连接再次骑行，只是做得可能不那么好了。

语言区域的发展是极具代表性的，孩子的大脑是学习的引擎。孩子们学习爬行，然后是走路、跑步和探索，他们也将学会理性、注意和记住。但最戏剧性的莫过于孩子们学习语言的方式，他们模仿着，获得了语言——人类独特的标志之一。

在几乎所有的成年人中，大脑的语言中心都位于左半球，但在儿童中，负责语言处理的大脑区域的专门性较低。研究已经证明，在婴儿一岁之前，他们用整个大脑对语言作出反应，但随后，在语言学习本身的推动下，语言区域逐渐集中于左半球。

婴儿通过听来学习说话，全世界的人都在帮助他们，以相似的方式调节他们如水银般流动的语音。简单地说，当我们对婴儿说话时，我们用一种非常有趣的方式"教学"：当面对婴儿时，成年人会发出一个信号，音调通常会提高一个八度左右，然后非常小心地放慢，形成这些音波俯冲的轮廓。这是一种非常独特的声音，目的就是吸引婴儿。

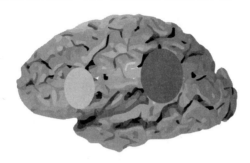

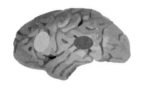

■ 大脑的语言区域

布罗卡区与韦尼克区共同形成了大脑中的语言系统。在人类（上图）和黑猩猩（下图）的大脑上，这两个区域的位置基本相同。

医生和科学家们出于他们的本职，从各个方面分析了成年人在面对婴儿时的发音，并了解到成年人会无意识地努力放慢声音中的信号，夸大声音的特定成分，而这些正是婴儿需要注意的维度，以便形成他们幼小大脑中的语言地图。

在婴幼儿大脑中，负责关系和互动的脑区及环路也在迅猛发展。这些环路的发展依赖于社会交往——大多数都发生在孩子与家人、其他重要成年人的互动上，当然也包括幼儿教育者。积极的互动通常包括"需求和响应"：孩子们通过哭声、微笑、意思含混的"咕咕"声进行需求的沟通时，如果成年人对婴儿或幼儿的需求作出适当的反应，一次互动就完成了。这样，负责沟通和社交技能的神经通路就得到了一次强化，突触连接得到了加强。如果一个成年人对孩子总是热情回应并反应迅速，孩子的大脑结构就可能以较好的方式发展；相反，如果响应不一致、缺少、不可信或不适当，可能会对孩子负责社交的大脑结构产生负面影响，影响未来的学习和行为。

（四） 与环境和社会互动，可能比很多人意识到的更重要

在过去的三十年里，发育神经生物学家在确定大脑发育的基本原则方面取得了巨大的进步。这些工作改变了我们对大脑发展方式的认知。三十年前科学界的主导观点认为，大脑发育具有很强的确定性，大脑和行为发展之间的关系被视为单向的，即大脑逐渐成熟，并促进行为发展。现代神经生物学方法的出现提供了压倒性的证据，证明是遗传因素的相互作用和个体的经验共同指导和支持大脑发育。在没有关键遗传信号的情况下，大脑不能正常发育，而令人吃惊的是，在没有必要的环境输入的情况下，大脑也不会正常发育。关于大脑发育的基本事实，对于试图理解大脑和行为发展之间的关系至关重要。"与生俱来"这样的想法，即使没有过时，也不被现有的大多数科学发现所支持。了解大脑和行为的起源和出现的关键，在于了解遗传和环境因素是如何参与定义和指导神经行为系统发展的动态和互动过程的。

社会化对大脑发育是极其重要的。人类是社会性的存在，为了生存，需要与他人接触。如果人类被孤立，虽然我们不能说他们的大脑就无法发育，但至少负责社交的脑区环路，其发育会表现得延缓、低效率。事实上，你可以说，与他人互动是充分开发大脑的最佳方式，所以建立友谊非

常重要。科学家们不仅认为交际有利于人们的大脑健康，他们甚至认为，通过社交，人们能够保护他们的大脑免受认知障碍和阿尔茨海默病的侵袭。

最近的人类学研究同样指向社会化在大脑进化发展中的重要性，没有社会关系，人们永远不会成为今天的样子。实际上，没有人能够确定剥夺社交后，人们会变成什么样子，这有违科学伦理和社会道德。但不幸的是，许多案例已经表明，当某些人因为意外在生命的最初几年从人类社会孤立后会发生什么，如所谓的"狼孩"或"野孩子"的案例。

实际上，缺乏社会化将产生持久甚至终生的负面影响。人类的大脑非常复杂，大脑使我们能够通过语言发展出沟通系统。此外，我们的大脑允许我们作出复杂的决定，用自己的双手创造物体，甚至主宰我们周围的其他物种和环境。进化学家们认为，社会化是实现这一巨大发展的动因，社会生活促进了我们大脑的进化。

如果我们把人脑与其他灵长类动物的大脑进行比较，可以部分了解社会化对大脑发育的重要性。黑猩猩的大脑在怀孕期间得到完全的生长，它们的大脑在出生时几乎发育完全。在出生仅两年后，黑猩猩的大脑就已达到成年黑猩猩大脑的大小。而在人类中，大脑在生命最初两年之后仍在持续发育。对于人类的孩子来说，当他们 7 岁的时候，大脑才达到成人大脑的大小。而且生长并没有结束，大脑仍在继续生长，直到 25 岁，甚至可能持续到 30 岁。

缺乏社会化则以相反的方式影响大脑发育——通过破坏性。缺乏社会化将影响和延迟大脑发育，特别是在生命的最初几年。因此，缺乏社会关系，阻止孩子接触高质量的互动，不仅影响情绪和行为，而且影响认知健康和运动技能。以下是两个隐匿了名字的具体案例。第一个是一位女孩，她从幼年就被父母囚禁，直到 13 岁，因而她没有经历任何类型的情感刺激或社交。这严重妨碍了女孩获得语言的技能，她只能根据外界的刺激发出某些简单的声音。她获救后，尽管专家开始对她进行治疗，但她从未能够流利地说任何复杂的语言。另一个案例是在 19 世纪发现的一个野孩子，他是一个 12 岁的男孩，在法国的阿维龙省被发现。他像动物一样爬树和裸奔。他也不会说话，甚至像黑猩猩一样走路。人们猜测他的父母抛弃了他，或在他小的时候就去世了，所以这位男孩没有获得与人类社会交往的机会，而这在他进入青春期后已经很难学习了。

在本部分的末尾，我们进行一下简要的总结：社会化至关重要，尤其是在人生的早期阶段，它不断给予大脑挑战，并保持大脑活跃，甚至可以在成年后防止由较低大脑活动引发的精神障碍。为了获得这些裨益，请保持一定的社会性，并与他人互动。

如果你的朋友恰好不喜欢社会化，可以尝试以下方式：

（1）计划更多与朋友和家人的聚会，如果不行，长时间和定期的电话沟通也可以产生类似的效果。

（2）加入社团或组织，开展喜欢的活动并结交新朋友。身体和手忙碌起来，大脑就将保持活跃。

（3）避免社会孤立，走出去，与人交谈，交换意见。

（4）交年纪更大或者更小的朋友。老年人可以从年轻人的精神和行动状态中受益，而年轻人也可以从老年人身上学到丰富的经验。

（5）寻求浪漫的关系，只要这种关系本身是健康的，就会在很多方面刺激大脑。

（6）如果已经表现出了孤立，请寻求专业帮助，咨询心理学家可能是一个超出预期的选择。

（五）大脑发育的动力学：繁荣与制约

动力学的系列研究旨在探索大脑发育的动态本质。从最早期开始，大脑发育就受到内在因素（来自基因表达的分子因素）和外在因素（来自生物体外部的输入）的双重影响。这两组因素都不是孤立地决定发育结果的，相反，它们作为一个复杂的动态系统的一部分协同工作，并支持和引导大脑的发育。这是一个典型的神经发展的模式，每一步都受到来自多个层次的无数因素的影响。那么大脑发育是如何在维系多自由度的情况下仍能保持物种典型的一致性呢？在这些复杂的、相互作用的信号级联中，又有哪些机制是决定发育产生特定结果的适宜变异度的呢？目前对于这些问题所能给出的答案是，虽然发育是动态的，但它发生于三个非常强大的限制的背景下：遗传、环境和时间。

（1）遗传约束。基因是对发育过程施加限制的第一个因素。每个物种，每个个体，都有一套特定的基因。这些特定基因的产物在特定发育阶段的可用性，对发育结果的约束至关重要，转录因子表达水平的调节可以从根本上改变皮层和核团的组织结构。因此，基因对发育过程有强有力的限制，并在大脑发育中发挥着重要作用。

（2）环境约束。约束的第二个来源是环境。与基因一样，环境对生物体的发育也有严格的限制。从进化的角度看，发育是对环境的偶然性的适应，即本体论所称的"经验预期变化"。正常的发育需要来自外部的正常输入用以调节和塑造神经系统即将出现的功能组织。如果没有适宜的环境输入，神经系统就不能正常发育。剥夺实验有力地证明了正常的环境刺激对神经系统发育的重要性

（3）时间约束。第三个约束是时间。具体来说，大脑的发育是一个复杂的、多层次的过程，随着时间的推移而展开。生物系统一开始很简单，

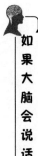

随着时间的推移逐步变得复杂。在整个大脑发育过程中，神经系统依赖于在发育的适当时刻出现的正确要素。通常，新要素的出现在很大程度上取决于它之前的发育时间。因此，发育中的有机体通常会在发育过程中不断创造出每一个连续步骤所必需的工具。时间限制了什么样的变化可以发生，什么样的因素可以影响发育，从这个意义上讲，发育是一个受时间限制的、自发组织的过程。发育过程的三个影响因素是渐进分化、渐进稳定和对发育信号的敏感性。

渐进分化是指生物体的复杂性不断增加。以胚胎发育的最初阶段为例，随着新细胞系的分化和整合，胚胎由两层结构转变为三层结构。在原肠胚形成结束时，形成胚胎中胚层（生殖上皮）的迁移细胞，建立促进外胚层神经祖细胞群分化的信号通路。神经祖细胞的逐渐分化具有空间成分，这对于建立胚胎的基本功能组织至关重要。在促进神经祖细胞系分化的同时，更特异的信号沿着胚胎的新兴神经轴建立神经祖细胞亚群。头端区域的细胞分化为前脑祖细胞，而更多位于尾部的细胞分化为脊髓和后脑祖细胞。几周后，多个转录因子蛋白在头端祖细胞群中的分级表达将促进细胞群内的进一步分化，最终形成新生皮层的主要感觉和运动区域。从细胞系到神经系统，渐进分化给神经系统的各个层次带来了越来越高的复杂度。

渐进稳定是指系统的稳定性随时间不断增加。发育中的系统可以表现出相当强的可塑性和适应能力，以应对不同的信号和突发事件。但是这种可塑性受到限制，并且随着不同神经群体逐渐发展为特定系统而下降。最初胚胎的细胞是"全能的"，这意味着它们能够分化成身体中的任何类型细胞。但随着发育的进展，这种潜力逐渐受到限制。这种可塑性减弱的现象在发育的后期也被观察到。例如，新生儿大脑中的基本感觉区保留了接收输入的能力，这些输入可以从根本上改变其正常的发育目标。新生儿重新布线研究表明，当正常的输入模式被破坏时，初级听觉皮层保留了适应不同的感觉输入模式的能力。在发育中的大脑中发现的早期突触活跃，被认为是这种可塑性适应能力的基础。在没有来自听觉区域的竞争的情况下，通常短暂的视觉输入可以稳定下来，有效地将本应是听觉区域的脑区转变为视觉区域，而这种适应的过程在成年之后几乎是不可完成的。

最后一个方面是对发育信号的敏感性。生物体的发育水平限制了它能对什么样的信号作出反应。在任何时候，发育中的有机体受到当前状态和历史状态的限制。这里，当前状态既代表了有机体当前的结构和功能能力，也代表了有机体进一步变化的潜力，历史状态则特指所有导致有机体当前状态的过去事件的总和。对特定内在或外在因素的敏感性取决于生物体的发育进程。例如，听觉输入对原肠胚的形成事件没有影响，但对初级听觉皮层的张力性等特征的发展至关重要。伴随着发育过程，越来越多的结构元素（一些是永久性的，一些是暂时性的）创造了各种相互作用的多样性，这些相互作用可以参与构成大脑发育的复杂信号级联。

（六）跨物种中，大脑的体积与智力不完全相关

你的大脑大小能说明你的聪明程度吗？许多"聪明"的科学家都在研究人类或动物的灰质与其认知能力之间的联系。如前所述，人类大脑包含大约 1000 亿个神经元，因而对这个看似简单的问题的答案，却因其复杂性和不确定性而陷入困境。

首先，科学家们仍在争论智力的定义。对于任何一种智力定义，你是如何衡量它的？其次，智力的差异会在日常生活中表现出来吗？最后，更多的脑组织或更大的大脑是否等同于更高的智力？

有一件事是科学家们都同意的：一个大的大脑并不等同于聪明。否则，大象和抹香鲸就会赢得所有的智力比赛。例如，一个重达 4780 克的

大象大脑，如果纯粹比大脑的重量或者体积，显然能够碾压所有已知人类的大脑。但在智力战中，胜负却反转。我们的大脑平均重约 1400 克，约占体重的 2%，那么百分比似乎是另外一个切入点。因而，科学家们转而通过观察大脑质量与身体质量的关系来推测生物的认知能力。

目前的研究认为，跨物种相对较大的大脑似乎的确提供了一些更高级的认知技能、创新的解决方案、更复杂的社会策略，甚至欺骗的能力。研究人员曾给 140 种生活在动物园的动物提供了一个亟待解决的美味问题：动物们必须打开一个复杂的门闩以获得里面的美食。研究发现，熊科动物做得最好，而两种猫鼬从未成功过。在考虑了其他可能导致成功打开门闩的因素后，如手的灵活性和社交能力，研究人员得出的结论是：大脑质量与身体质量的比值，或者相对大脑大小是这项任务成功与否的最重要预测因素。

■ **大脑大小比较**

由上而下分别为大象、狨猴、恒河猴、大猩猩、黑猩猩和人类。

数据来源：SUZANA H, MARINO L. A Comparison of Encephalization between Odontocete Cetaceans and Anthropoid Primates［M］. Brain Behav Evol, 1998：51, 230-238.

但在同一个物种中，如人类，大脑大小的差异相对较小，很难梳理出大脑大小与智力的关系。例如，一个人的大脑重量是 1100 克，而另一个人的大脑重量是 1600 克（这在人类中是存在的），但这两位的智力差异会被其他变量所混淆，包括神经元密度的差异、神经元连接的差异和社会文化因素等。

以天才阿尔伯特·爱因斯坦为例，他的大脑并不比普通人的大多少。然而，一些科学家发现，他能够掌握令人难以置信的概念，并进行看似不可能的思维跳跃，这可能归因于神经连接。事实证明，他的大脑很可能是高度整合的，可能存在神经连接将遥远的区域彼此连接。

在人类中，虽然没有明确的证据显示智力与大脑的体积相关，但许多研究人员仍旧在寻找这方面的例证。2005 年发表在《智力》杂志上的一项研究表明，在所有年龄组和性别中，脑容量都与智力有关。根据 2006 年发表的一项研究，男性比女性更聪明，研究人员说，这可能是因为男性的大脑相对较大，差异约为 100 克。但另一些科学家提出了几个社会文化因素，认为这些因素可能会使"男人更聪明"的结果无效。

争论还在继续……

第一章　我的关键期

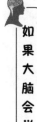
第三节　　　青春期——叛逆

　　青少年的叛逆是谜中之谜。青少年的情绪和行为是不可预测的，有时甚至是难以理解的，对父母来说更是如此。一代又一代的成年人都在思考这种叛逆的原因，是激素、摇滚音乐、无聊，还是对新世界的渴望？在检查青少年的大脑时，科学家们发现了神秘、复杂、沮丧和灵感，科学家第一次可以解释父母们已经知道的事情——青春期是情绪激动、判断力差的时期。

（一）深入青少年的大脑："最混乱的时期"

　　科学家们正试图深入青少年的大脑，探索大脑内部隐藏的对青少年行为方式的新的解释。一部分发现可能会改变父母教育甚至理解青少年的方式。

　　目前的神经科学研究认为，大脑在青春期经历了广泛的变化，正是在这个时候，青少年的激素开始肆虐。人们早就知道，大脑的结构主要是在生命的最初几年形成的。但在核磁共振成像等技术的帮助下，人们开始能够绘制青春期大脑的变化图谱，并发现了第二波大脑的显著增长和改变。

　　我们曾经详细讨论了在子宫内和生命最初的几个月里，人类的大脑以惊人的速度快速生长，每秒产生上百万个神经连接，这一阶段大脑发育主要发生在两个层面：突触生长和连接修剪。但当科学家开始每两年扫描一次孩子大脑的时候，他们检测到了第二波大脑神经连接的飞速增长，甚至"生产过剩"，而这就发生在青春期。

　　第二波大规模的大脑发育发生在 10 岁至 13 岁，紧随其后的是大量的连接修剪和神经通路重新组织的过程。从很多方面来说，这是大脑自离开子宫以来"最混乱的时期"。此时，如果一个青少年从事音乐、体育或学习，一些细胞和连接将被加强和保留，而如果他们躺在沙发上看电视或玩电子游戏，另外一部分细胞和连接将会保留下来。

一些研究人员认为，青少年大脑发育的速度有特定的进化目的，他们推断，大脑在青春期时的叛逆会增加冒险的倾向和情绪反应，而这些特质促使青少年变得更加独立，并使他们独自一人时对环境中的危险保持警惕。然而，在现代社会中，青少年很少暴露在充满不确定性的野外环境中，因此，他们在上百万年的进化中所形成的冒险倾向有时会导致自我毁灭的冒险行为，如斗殴或欺凌，不安全的性行为，酒精、药物和烟草的滥用，不安全的驾驶等。

（二）青少年的大脑：尚未完全发育的制约体系

随着孩子们进入青春期，大脑中未使用的突触连接将被"修剪"，而持续使用的突触连接得到加强。到青春期时，杏仁核（位于前颞叶背内侧部）——大脑中与情绪、冲动、攻击性和本能行为相关的一个核团——已经发育良好。然而，前额叶皮层——大脑中负责规划、思考、解决问题和控制冲动的脑区——将直到 20 岁之后才能得到充分的发展。因此，青少年有时依靠杏仁核来做决定和解决问题，尤其是在情绪激动的情况下。这就是为什么青少年更可能作出以下行为：

（1）冲动行事。虽然冲动有时也是积极的，因为这可帮助青少年拓展自己的边界，尝试新事物，但也可能是消极的，因为青少年可能会因为冲动而承担更多的风险。

（2）尝试新的冒险活动。

（3）探索新关系。

（4）误解或曲解社会信息和他人表露的情感。

（5）从事危险行业或进行危险行为。

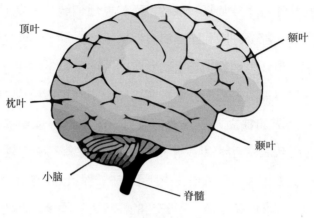

顶叶　　　　　　　　额叶

枕叶　　　　　　　　颞叶

小脑

脊髓

■ 大脑的不同区域

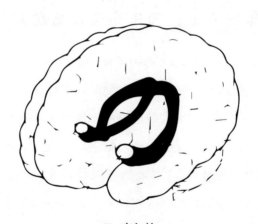

■ 杏仁核

　　青少年更多依靠杏仁核来做决定和解决问题，而杏仁核是大脑中处理情绪、冲动、攻击性和本能行为的重要核团。

　　青少年的大脑发育可以通过一辆不完整的汽车来描述——"装满了汽油，却没有刹车"。这个比喻描述了青少年的状态：他们有着旺盛的精力和足够的能力，但缺乏控制力。这些大脑发育的差异并不意味着青少年不能作出理性的决定，也不是不能区分对与错，当然也并不意味着青少年不应该为自己的行为负责。一种不太理性的说法是，青少年难打交道是因为他们的额叶还不成熟，人们应该对此非常谨慎。

（三）青少年大脑与成人大脑的差异

即使身体发育似乎已经完成，青少年的大脑发育仍未完成。事实上，人类大脑直到 25 岁，甚至 30 岁才得以完全成熟。通过大脑成像技术，科学家观测到青少年的大脑与成年人的大脑的确存在不同。

由于青少年的大脑还没有完全发育，一些区域还不能完全"正常运作"。这些区域主要位于前额叶皮层，负责控制、推理、情绪控制和自我调节。因此，青少年更容易冲动和喜怒无常。同时，前额叶与决策密切相关，因而青少年也不善于提前规划和作出谨慎的决定。

1. 前额叶皮层和青少年大脑发育

大脑的发育是前后颠倒的——后面先发育，前面后发育。因此，前额叶皮层的发育是大脑成熟过程中的最后一部分。当青少年的大脑发育尚未完成时，其额叶发育不成熟会催化青少年的各种行为。这是因为前额叶皮层涉及广泛的功能，这些功能统称为执行功能，包括复杂的决策、规划技能、控制冲动、情绪反应、集中注意力、对多个有竞争性的事件进行优先排序、忽视外部干扰的能力。

通常情况下，青少年在大脑额叶发育的后期才能获得以上技能和能力。因此，缺乏执行功能会导致青少年的危险行为，而缺乏情绪自我调节能力会影响青少年的心理健康。此外，青少年也会受激素的影响。

人类是生活在复杂群体中的超社会动物。在我们的社会环境中，最基本的技能之一是我们能够学会识别友好的人，我们可以与他们建立联系和合作，并将他们与我们可能想要避免的不友好甚至敌对的人区分开。这种社会评价或印象形成的能力被认为具有深刻的进化和个体发生根源，并在

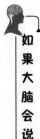
婴儿期早期得以发展。在对成人进行功能磁共振成像的研究中，前额叶皮质一直被认为是参与人的感知和印象形成的关键大脑区域。成年人在形成对人的印象时表现出更强的前额叶皮质活动，而在对物体进行推理时则没有表现出活性差异。

2. 杏仁核在青少年大脑发育和心理健康中的作用

杏仁核是位于大脑颞叶的杏仁状结构，它负责快速或"直觉"的反应，包括恐惧和攻击行为。在青春期，前额叶皮层的发育仍不完善，因此，青少年还没有学会在行动之前进行缜密的思考。在前额叶皮质发育成熟之前，杏仁核是负责社会信息思考的区域。

研究表明，杏仁核对青少年的行为和心理健康起着巨大的作用。在一项研究中，相对于大脑总大小，杏仁核较大的青少年表现出更强的攻击性。在另一项研究中，患有抑郁症的青少年的杏仁核活动增加。这项研究可能解释了为什么青少年的攻击性、恐惧感和抑郁感可能比成年人更强烈。

另外一组研究对比了青少年和成年人对情绪的识别。科学家们要求青少年和成人都观看成年人的照片，并要求他们识别这些照片上的情绪，同时，他们用功能磁共振成像将青少年的大脑活动与成年人进行比较。在实验中，成年人正确地将照片中的表情识别为恐惧，而青少年们用"震惊""惊讶"和"愤怒"来描述这些照片。更有趣的是，青少年和成年人使用不同的大脑区域来处理他们的感受。成年人的额叶皮层表现出较高的活动，而青少年主要使用的脑区是杏仁核。

（四）保持良好的社交：仍旧有用

关于青少年的叛逆，尽管有了各种各样的新的科学研究，专家们仍旧争论不休，但惊人一致的是，专家们都同意对青少年有益的事情是与父母保持良好的关系。科学就是这样，技术含量越高、越先进，往往就越能让我们回到一些非常基本的原则——重新回到原点。随着科学的发展，科学家们能给的最好的建议就是祖辈代代告诫我们的：和孩子们度过充满爱的、有质量的岁月。

通过对 1000 多名青少年的采访，研究者们惊讶地发现，虽然表现得叛逆，但青少年渴望更多地与父母交流，即使他们似乎在推开父母。一些杂志开始表态："尽管公众的看法是要打造更大更好的大脑，但研究表明，与孩子们的良好关系才是最大的不同。"

（五）青少年的睡眠：睡眠 "负债"

关于青少年行为的另一个令人困惑的方面——睡眠——也已经展开了一部分研究。为什么青少年有不同的需求和行为？例如，为什么高中生早上醒来这么难？科学家刚刚可以开始回答有关睡眠的问题，它与青少年的睡眠模式有关。

成年人花大约三分之一的时间睡觉，婴儿和蹒跚学步的幼儿花了他们童年早期的一半时间睡觉。睡眠像看上去那样是对时间的可怕的浪费吗？令人尴尬的是，科学家们仍然无法令人信服地指出睡眠的生物学功能。性、饮食和睡眠构成了人类的三大基本需求。然而，尽管前两者的作用几千年来一直很明显，但我们为什么渴望把生命的三分之一时间花在睡眠上却仍不十分清楚。

在过去的十年里，可能有助于解决这一难题的新的发现在不断积累。许多科学家相信，总有一天我们不仅会了解为什么我们会睡觉，而且还会了解这种奇怪活动背后的生物化学机制。关于睡眠功能的几个重要线索来自对动物的观察：所有的哺乳动物都睡觉，鸟类甚至蜜蜂也睡觉。因而一种理论认为，睡眠是一种简单的保护机制，一种让动物保持安静的方式，

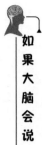

这样它们就不会引起天敌注意，从而不会被捕食者吃掉。这种安静在动物最脆弱的时候尤为重要。但是比较不同物种的睡眠模式表明，这种解释显然过于简单。例如，一些鼠类每天要睡 20 小时，而长颈鹿每天睡眠的时间不超过 20 分钟，它们甚至懒得放松它们笨重的身体。此外，海豚和鲸也会花很短的时间睡觉，即使入睡后也会继续游泳。睡眠模式的多样性意味着睡眠不仅仅是一种让动物保持安静的方式，一定还有其他的解释。

很明显，睡眠是一种休息的机会。因此，许多理论家假设睡眠的主要目的是使肌肉和大脑在忙碌的一天后得到恢复。但是，对大脑电活动的测量似乎与这个理论存在冲突：睡眠中的大脑远非处于休眠状态，大脑仍在积极地活动着，神经元们仍在愉快地"放电"。

关于睡眠，尽管争论远不能平息，但科学家们仍旧花了数年的时间去绘制青少年困倦时的大脑图谱。据测算，大多数青少年每晚的睡眠时间约为 7.5 小时，而他们实际需要的睡眠时间超过 9 小时。研究人员认为，睡眠债务对青少年学习和记忆新知识的能力有很大影响，尤其对学习物理、数学和微积分这样抽象概念的影响更大。当然，试图让青少年睡更多的觉，已经不仅仅是一个科学问题，更多的是社会问题、发展问题与博弈问题。

（六）积极的青春期大脑发育

基因和环境共同影响青少年的大脑发育。基因具有毋庸置疑的决定性作用。然而，婴儿期到青春期的事件和环境也有强大的影响。例如，频繁和强烈的压力会削弱发育中的大脑结构。这些压力包括身体或情感上的虐待、长期被忽视、照顾者药物滥用或精神疾病，以及接触暴力。一旦神经连接的发育受到损害，将会导致其主体终生的学习、行为和身心健康问题。而积极的，在生命早期与成年人建立的关爱关系则可以防止或扭转压力的破坏性影响。

压力可以显著影响发育中的大脑。压力是事实，无人能够避免。好的消息是，压力具有积极的影响，它推动青少年去适应他们的环境，并学习新的技能。当人们面临轻微和暂时的令人痛心的事件时（如面对考试），他们可能有短暂的压力升高。但这种压力反应不会持续太久，且对大脑发育也不会造成伤害。

但持久的压力可能会激活严重的应激反应。当儿童或青少年经历强大、频繁或长期的逆境时，就会产生毒性应激，这是对大脑发育最有害的影响之一。毒性应激会对大脑回路的发展产生负面影响，导致压力反应系统失控，在面临重大挑战时反应过度或缓慢关闭。这将影响儿童期及以后生活的方方面面。

青少年的大脑发育是许多典型问题的根源。因此，了解这种发育过程有助于成年人在培养青少年时保持耐心与同情心。此外，青少年需要健康的方式来应对过度活跃的杏仁核所引发的强烈情绪，如户外探险、艺术表达、创作音乐和舞台表演都是对大脑有益的挑战，可以支持压力恢复和心理健康——这些活动将以积极的方式刺激青少年的大脑发育。

此外，青少年如何度过他们的休闲时间对于他们的大脑发育也很重要，主要包括青少年接触的活动，如音乐、体育、学习、语言和视频游戏，以及这些活动带给他们怎样的体验。虽然家庭是这一进程的核心，但学校和更广泛的社区在提供学习经验和活动方面也至关重要。学校和教育工作者可以通过有计划的活动和日常互动，帮助青少年发展他们的高阶规划、思考和解决问题的技能。

加强积极大脑连接的技巧：

（1）帮助青少年找到表达他们情感的渠道，并学习如何管理情绪。例如，体育、音乐或写作。

（2）帮助探索其行为的直接和长期后果。

（3）通过谈论情绪及人们如何根据自己的情况对事件有不同的反应，来支持同理心的发展。

（4）帮助发展解决问题的能力和决策技能。

（5）探讨如何处理信息和应对情绪和挑战。

（6）提供社交、情感或复原力的技能课程。

青少年往往需要更多的时间来处理信息，他们需要简洁而非复杂、重复的指示。在给出建议时，尽可能同步给予解释或替代方案。通常情况下，告诉他们"什么可以做"比告诉他们"什么不可以做"效果好一些。

你的大脑什么时候停止发育？人类大脑的发育是一个漫长的过程，从子宫开始，大脑就开始了快速的发育。在孕后期到出生早期，大脑的特点是最大化的可塑性——髓鞘形成、神经突触伸展、皮质体积扩张和皮质折叠，所有这些对正常认知发育都至关重要。相对其他物种，人类漫长的发育过程，加上巨大的神经可塑性，使得大脑发育容易受到环境输入的影响，这表明社会环境可能在诸多影响因素中起主导作用——最终形成完全的成人大脑。

（一）大脑在什么年龄完全发育

关于大脑"完全成熟"或"完全发育"的年龄，人们争论不休。过去，许多专家认为大脑可能是在青少年中后期发育成熟的。随后出现的一些证据显示，发育可能至少持续到 20 岁。如今，神经科学家们的共识是，大脑发育可能至少持续到 20 岁，甚至可能持续到 30 岁以后。

事实上，我们的大脑直到 20 岁之后才发育完全，这意味着"合法成年人"（18 岁以上）才有能力作出成人的决定，而没有完全成熟的大脑的确更容易冲动。18 岁的人作出的决定可能比 20 多岁的人更危险，部分原因是缺乏经验，但也可能是因为大脑发育不全。在 25 岁之前，青少年所经历的所有行为和经验，无论好的或是坏的，都有可能显著影响发育中的大脑。

虽然大多数专家认为大脑在 25 岁左右得到完全发育，但大脑发育存在显著的个体差异。对有些人来说，大脑发育可能在 25 岁之前完成，而另一些人则可能在 25 岁以后才结束主要的发育阶段。20 多岁或"25 岁"只是大脑可能成熟的平均年龄。

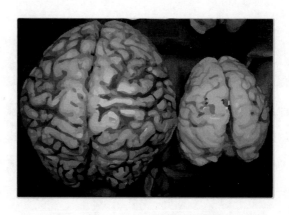

■ 成年人的大脑（左）和新生儿的大脑（右）

成年人的大脑大约是新生儿大脑的 3~4 倍，值得注意的是，新生儿大脑的褶皱模式与成人相近。

大脑的完全成熟，其标志性的事件是被称为"前额叶皮层"的成熟。当你 18 岁的时候，你大约已经走过了整个发展阶段的一半。前额叶皮层在 18 岁时不像 25 岁时那样具有完整的控制和逻辑能力，这意味着有些人在年轻时为达到一个目标可能作出更冲动的决定与鲁莽的行为。大脑的奖励系统往往在青春期达到高水平的激活，然后逐渐回归到正常的激活水平。25 岁之后，成年人往往对同等强度的压力不太敏感，处理压力事件也从容得多。虽然大多数人的大脑发育在 20 多岁就完成了，但这并不意味着大脑停止变化，大脑中的连接在我们一生中不断变化，只是随着年龄的增长，它们以更慢的速度变化而已。

（二）大脑功能的大规模变化从胚胎期一直持续到成年早期

大脑在生命早期具有可塑性，对社会输入敏感。已经证明，婴儿的大脑不是成人大脑的微型版本。成人的大脑功能结构的关键方面，包括长距离投射、功能同步和核心网络等，在新生儿中都是缺失的。一直以来，从结构发育的角度来看，长距离轴突束的髓鞘形成，允许了在整个大脑网络中进行快速、有效的传递信息，而这种长距离投射大部分在出生后才得以发展。

一般来说，感觉和运动控制网络在生命早期就在同步发展，并协同工作，甚至在产前阶段就已经如此，并且在出生后不久就呈现出成人般的空间拓扑结构。然而，大多位于联合皮质的核心网络却随着时间的推移发展缓慢。研究发现，核心网络的主要节点在生命的最初 6 个月之前不会同步工作，并且该网络在成年后仍旧保持持续的发育。核心网络的发育与树突的伸展和突触的形成过程一致。总的来说，经验数据表明，人类出生时还没有支持成人社会性的神经基础设施。

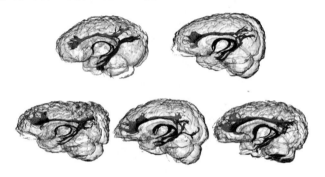

■ 部分脑区连接在不同时期的形态

此图显示了脑区连接在出生（0 个月）、幼儿（2 岁）、儿童（6 岁）、青少年（13 岁）和青年（22 岁）等的形态，显示了扣带回、海马、穹窿。可以看到随着年龄的增长，这些连接逐渐变得繁复、连接范围也更广。此处，不同年龄的大脑所对应的标尺是逐渐变小的，即大脑的尺寸经过缩放，实际情况下 22 岁的大脑应该远大于新生儿的大脑。

图片来源：YU Q W, YUN P, MISHRA V, et al. Microstructure, length, and connection of limbic tracts in normal human brain development [J]. Frontiers in Aging Neuroscience, 2014, 6: 228.

（三）成熟的神经元长什么样

在大脑漫长的发育过程中，神经元的形态也是不断发展变化的，它们不断伸出新的树突，试图拓展自己的势力范围。树突的发育是神经元成熟的一个重要过程。树突生长与突触形成同时发生，树突的成熟期与神经元和皮层回路功能特性的快速变化相一致。

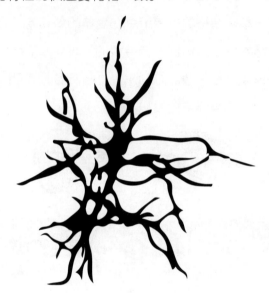

■ **神经元的结构**

图中是内侧内嗅皮层的一个星形神经元。

这里我们以大鼠锥体神经元的发育为例来展示神经元的发育和成熟。实际上，相比于在人类身上所得到的有限数据，我们对大脑发育的了解更多来源于大鼠等模型动物。科学家们定量记录了大鼠大脑第三层和第五层锥体神经元基底树突的发育和寿命变化。在出生后的第 1 个月，这两类神经元都以树突快速生长为特征。在出生时，第五层锥体神经元比第三层锥体神经元有更大更复杂的树突；然而，在出生后 1 个月，两类神经元的树突生长程度相似。此外，在经过一年多的"休眠"期后，第三层锥体神经元仅出现精细的树突重排，第二年年末开始生长，第三年继续生长。在此期间，第三层锥体神经元的树突树比第五层锥体神经元的树突树范围更加广泛。因此，第三层锥体神经元似乎显示出树突发育的双相模式。此外，儿童时期的特点是锥体细胞胞体大小的短暂增加。这些结构的变化既发生在生命早期认知快速发展的时期，也发生在儿童期、青春期和青春后期。

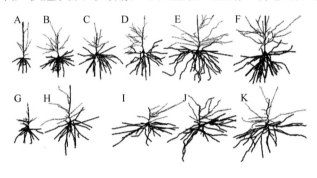

■ **锥体细胞在不同年龄阶段的三维重建**

可以看出，除了体积的增长，神经元的结构随着年龄的增长也逐渐复杂。上排，第II-IC层锥体细胞；下排，第V层锥体细胞。从左至右，新生儿（A）、1个月大（B、H）、2.5个月大（C）、15个月大（I）和16个月大的婴儿（D）、2.5岁的儿童（E、J）、28岁（F）和30岁（K）的成人。第三层锥体神经元的树突数量在16个月到2.5岁明显增多。

图片来源：PETANJEK Z, JUDA M, KOSTOVI I, et al. Lifespan alterations of basal dendritic trees of pyramidal neurons in the human prefrontal cortex: a layer-specific pattern [J]. Cerebral Cortex, 2008, 18 (4): 915-929.

在人类身上，科学家们也观测到了类似的发育进程。新生儿在出生后的第3个月，其第五层和第三层锥体细胞已经分别达到其成熟树突总体积的70%—80%和60%，并且这两类神经元已经显示出一种类似成人的整体树突表型形态。此外，观测结果还包括：（1）尽管在出生时，第三层锥体细胞的发育程度低于第五层锥体细胞，但它们会"追赶"，因此在大约1

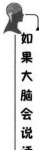
个月的时间里，第三层与第五层锥体细胞的树突总长度和复杂度的绝对值是相等的；（2）第五层锥体细胞层在第 12—15 个月就可以至少达到 90% 的成年人的数量；（3）第三层锥体细胞树突存在第二次生长突增（与 16 个月时的值相比，总长度增加了约 50%）；（4）在 5—6 岁时，神经元的两次分裂都是瞬时体细胞过度生长的亚期。

（四）培养社交的大脑——详细论证

我们在前文曾经简要探讨过社会性对大脑发育的重要性。因为这个问题过于重要，因而这里我们不得不再次长篇地论述。长期以来，人们一直认为，人类等社会性动物天生就有一个支持社会关系的大脑系统。然而，证据并不支持这一假设，或者说，社会性动物可以被定义为那些不能单独生存的动物，他们必须依靠群体中的成员来调节他们正在进行的生理活动。对生存社会的依赖性这一相当简单的进化约束，足以使社会环境对发育产生重要影响。社会互动为精心设计的大脑发育和学习提供了最终的驱动力。

人类是社会性的物种，我们相互合作，我们与选定的个体形成长期的密切关系，我们会在很长一段时间内照顾孩子。社会性也是一种生存策略，它优化了获得发育、庇护和繁殖所必需的资源的途径。因此，人类的许多心理特征可以在社会环境中得到最好的解释。社会性物种可以定义为一个调节彼此基本生理过程的物种，他们的生存依赖于社会性纽带。分配是对个体生存、生长和繁殖所必需的内部环境的持续调整，社会性物种逐渐学会利用社会交流来调节自己和他人的分配。

分配调节的社会依赖是一种共同进化的过程，它不仅依赖于个体的生理状态，而且依赖于个体的社会环境。分配调节是适应性的，由于相对简单的进化特征，它最大限度地提高了社会动机和发展的灵活性，以学习在特定社区或社会环境下生存所需的相关文化知识，甚至习俗。

　　所有哺乳动物和大多数鸟类在某种程度上都是社会性的，因为新生儿如果没有一个专门的照顾者就无法生存。对于新生儿，看护者的存在实际上是为了让新生儿活下来，这可能对社会发展产生强有力的影响。母亲在胚胎发育过程中，在卵细胞或子宫中建立并控制其后代的异质性。在后代出生或孵化后，这种生理上的依赖性仍将持续下去。对一个社会性物种的定义，并不是为了限制或简化，而是为了给社会神经生物学增加一个重要的维度。社会性在进化上得到了充分的证据支持，这些证据强调分配的一个中心特征，即能量代谢。考虑到哺乳动物的个体发育，新生儿依赖于母亲，最初的社会二元关系是为了在身体上调节婴儿体内的稳态，包括能量消耗、温度和免疫功能，但是对于高等哺乳动物（尤其是灵长类动物），母亲对于后代的稳态调控还包含基于生物行为的调节。例如，人类母亲喂养婴儿以调节其饮食，唱歌和抚摸婴儿以调节其体温、心率、睡眠和觉醒（即控制婴儿自主神经系统的许多方面）。重要的是，当母亲调节婴儿的新陈代谢时，她提供营养、舒缓和放松。实际上，这使得社会互动成为一种强烈的联系。通过反复的护理，促进了婴儿对社会交往的依恋和社会动机的形成。总之，父母的照顾提供了一个最佳的刺激大脑发育和学习的经历，这帮助婴儿获得与社会互动的必要能力。

（五）培养社交的大脑——三条证据线

　　为了进一步论证社交对于大脑的重要性，我们回顾一下三条证据线。第一条证据是，神经影像学研究揭示了大脑处理社会信息的方式，支持社会行为的神经系统与支持分配的神经系统是重叠的。分配是一个社会的一般过程，是社会性的重要组成部分。而社会联系是获得分配和发展关系的结果。相应地，支持分配的神经系统代表了连接社会行为的关键神经通

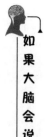

路。第二条证据是，对大脑发育的研究表明，社会联系所需的神经回路在新生儿中并不明显，而是在整个儿童时期持续发展的，这会增强大脑对环境输入的敏感性。第三条证据是，发展神经生物学的研究中，一些令人信服的证据表明，早期的社会经验（特别是母亲的护理）决定了后代成年后的社会生物学行为。

综合新的研究结果，大脑发育的轨迹是社会和家庭精心驱动的。特别是在早期的生活经历中，大脑会建立预测模型，并感觉社会的反馈调整预测模型。下一步，通过获得社会概念（如"母亲"）和社会技能（如"共享"），进一步促进了大脑的社会性发展。大脑发展和社会技能发展都是持续进行的，几乎每个人都将成为社会专家，并获得"社会关系"这一种重要的后天技能。

那么"社交大脑"是什么？它的用途是什么？充分发育的成人大脑在解剖上是广泛连接和功能耦合的巨大网络。这些神经网络由厚而长的轴突连接在一起。社交大脑就是参与各种心理现象、完成各种社会功能的脑区统称。这些区域与大脑中其他的皮层节点相互连接，并整合来自各个网络与不同网络之间的信息。神经中枢之间也紧密相连，并与大脑的感觉和运动网络紧密相连，通过同步神经活动以整合整个大脑的信息。

在社交缺陷患者中，如自闭症谱系障碍中，有广泛的研究表明其脑区受损。最近的荟萃分析表明，与处理社会信息相关的神经网络的发育不足或功能受损会进一步促使脑区异构化并影响其他的心理能力。简而言之，人类神经影像学研究认为，支持社会行为的神经系统和构成心理行为的神经系统之间存在重叠。

（六）老年神经系统

　　在过去 100 年中，老年人（65 岁及以上）数量急剧增加。老年人口的增加，以及与年龄相关的神经系统疾病的高发病率，使得理解老年神经系统变得非常重要。为了研究大脑在衰老过程中所经历的变化，神经科学家使用脑成像的方法来观察活体大脑的解剖学和生理学。科学家还通过尸检标本来研究大脑是如何随时间变化的。

目前已经观测到的衰老的大脑的变化，具体包括：

（1）大脑间隙扩大。随着人们年龄的增长，大脑中充满脑脊液的空间增大。人们推断这种增大是由于大脑细胞的死亡造成的。

（2）大脑表面的脑沟（沟槽）变宽。

（3）脑重量下降和脑容量减少，这些变化可能是由神经元的损失引起的。在衰老的大脑皮层中有许多区域的体积缩小已被广泛报道。

（4）神经系统疾病。大脑疾病，如阿尔茨海默病、帕金森病和脑卒中在老年人中更常见。

除了大脑的变化，在老年人身上所观测到的感官结构与功能的变化，也具有一定的警示意义，具体包括视觉、嗅觉、味觉、听觉和触觉的变化：

（1）视觉。

晶状体。晶状体中的蛋白质随着年龄的增长而变化，使晶状体的弹性降低，因此许多老年人的眼睛很难聚焦。此外，暴露在紫外线下也会使晶状体变黄。晶状体的变化可能会影响色觉。

角膜。角膜可能变得不透明，变得扁平，进而导致图像出现扭曲或模糊，也可能会丧失对绿色、蓝色或紫色的敏感度。

瞳孔。自主神经系统的变化改变了老年人瞳孔扩张的能力。到 70 岁时，瞳孔在低光照条件下可能不会轻易扩张。

白内障，晶状体区域的混浊。白内障会减少通过晶状体的光线，并导致光线异常弯曲。统计表明，在 65 岁及以上的人群中，有超过 50% 的人患有白内障。

视网膜。老年人的外周视网膜较薄，并且含有较少的杆状细胞。老年人常见的其他眼部疾病还包括青光眼、黄斑变性和老花眼等。

（2）嗅觉。鼻黏膜和气道的改变可能导致气味识别受损。老年人的杏仁核和其他与嗅觉有关的大脑区域可能受损。

（3）味觉。味觉受损可能由以下原因引起：老年人服用较多的药物、味蕾数量的降低，以及覆盖软腭味蕾的假牙。

（4）听觉。老年人听力减退的原因可能包括耳蜡堆积、鼓膜变硬、耳内肌肉萎缩、耳蜗毛细胞和支持细胞的退化、基底膜硬化、从耳蜗到大脑的神经纤维丢失，以及大脑听觉区域的神经元缺失。

（5）触觉。与年龄相关的感知触觉刺激的能力减弱，可能是由于皮肤中各种受体的丢失，以及支配皮肤的感觉纤维的减少。

（七）大脑会衰老吗

95 岁的斯坦利·库尼茨成为美国诗人奖得主，他还在写新诗，仍在为现场观众朗读，这是大脑在我们生命的最后几年仍保持活力的鼓舞人心的例子。

神经科学的最新发现为大脑的衰老提出了新的观点。科学家推翻了几十年的教条，最近的发现表明，即使到了七十多岁，我们的大脑仍然不断产生新的神经元。科学家不再相信随着年龄的增长，我们会失去大量的脑细胞。在正常的衰老过程中，大多数精神功能仍完好无损，甚至可能为大脑提供独特的优势，形成经验与智慧的基础。老化的大脑也比科学家们之前所认为的更具弹性。

尽管如此，许多人仍然患有与衰老最相关的疾病——阿尔茨海默病。最近，科学家在这种疾病的病因和预防方面取得了突破性的发现。阿尔茨海默病研究领域的未来是什么?

阿尔茨海默病是一种渐进性的疾病,每 10 个 65 岁以上的人中就有 1 个患有这种疾病。它使患者变得迟钝,逐渐失去认知功能,将大脑多年来积累的、来之不易的各种能力鲸吞蚕食,最终使得患者无法照顾自己,也无法想起亲人的面孔和名字,甚至忘记自己的经历。这种疾病的进程可能持续数年时间,并以死亡告终。

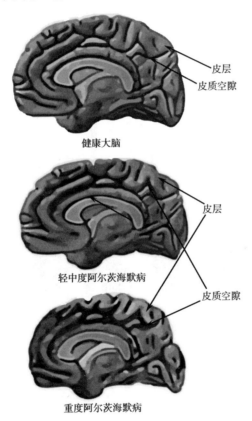

健康大脑

轻中度阿尔茨海默病

重度阿尔茨海默病

皮层
皮质空隙

皮层

皮质空隙

■ **阿尔茨海默病的发病进程**

由上至下,疾病逐渐加重。请注意大脑的形态变化:大脑表层的部分开始萎缩(亮色区域)、脑回之间的腔隙变大(暗色区域)。

但阿尔茨海默病是一种疾病，而不是衰老的自然结果。其风险会随着年龄的增长而增加——85 岁以上的人中，几乎有三分之一患有阿尔茨海默病。由于人口老龄化，对这项疾病的重视，已经不得不提上议事日程。找到预防阿尔茨海默病的方法，或者更好的治疗方法，显然具有良好的社会效益。然而，到目前为止，还没有治疗或终止阿尔茨海默病的药物，目前存在的药物只能暂时缓解一些症状。

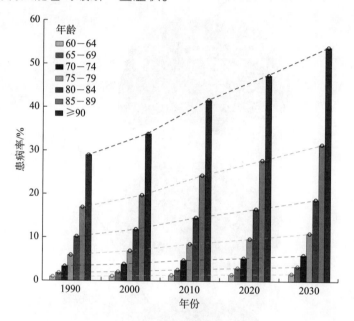

■ 1990 年至 2030 年中国阿尔茨海默病患病率（2030 年为预测值）

图片来源：JIA L F, QUAN M N, FU Y, et al. Dementia in China：epidemiology, clinical management, and research advances ［J］. The Lancet Neurology, 2020, 19（1）：81-92.

但一些激动人心的研究发现，至少一些研究人员声称即将找到可行的治疗方法，或者至少可以大大改善治疗效果的方法，或是找到是什么原因导致了这种疾病。以下是一些被认为最有前途的发现。

21 世纪初，当研究人员解剖已故阿尔茨海默病患者的大脑时，他们注意到患者的大脑中充满了两种明显异常的结构：淀粉样蛋白沉积和神经纤维缠结。淀粉样蛋白沉积是一种叫作 β-淀粉样蛋白的蛋白质片段在患者大脑的神经细胞之间的异常积聚。而神经纤维缠结是 tau 蛋白在神经细胞内形成的纤维。

长期以来，研究人员一直难以理解斑块和缠结是阿尔茨海默病的病因还是结果。但研究人员在统计研究中发现了一些有意义的线索：服用高剂量抗炎药物的人和服用雌激素的妇女，在患有阿尔茨海默病后其疾病的发展速度低于人群的平均值。一些研究人员认为，这是由于脑部炎症可能在阿尔茨海默病的发展中发挥作用，而正在服用的抗炎药和雌激素可能对神经细胞有抗炎作用，进而预防或延缓阿尔茨海默病。

另外一些研究人员正在研究饮食的影响，特别是限制卡路里的益处。卡路里限制可以预防大脑炎症，因此推测可能限制阿尔茨海默病的发展。

还有一些研究是基于阿尔茨海默病的病因。在该疾病的发展进程中，大脑中的乙酰胆碱的化学信使能力遭到破坏，因而一部分用于治疗阿尔茨海默病的药物试图通过阻断乙酰胆碱酶来发挥作用。

以上只是预防和（或）治疗阿尔茨海默病的多种不同研究途径中的一部分。该疾病的治疗和阻断，仍是漫漫长路。

第二章

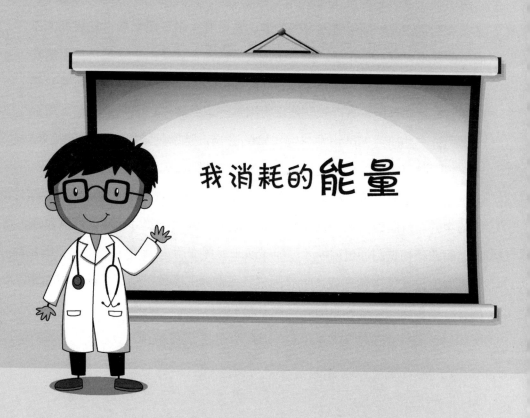

我消耗的能量

第一节　大脑的进化——亿万年的画册

作为最复杂的生物组织之一，人类的大脑和脊髓中平均包括 861 亿个神经元（按成年男性估算），以及大致相等数量的胶质细胞。大脑皮层的白质和灰质中约有 163.4 亿个神经元，而在新皮质中有 164 万亿个突触作为神经元间的通信点。在整个成人中枢神经系统中，可能有几百万亿到一千万亿以上的突触。同样值得注意的是，年轻人的大脑白质中包含了约 149 000 到 176 000 千米的轴突，用以连接这些神经元。

由于其显著的复杂性，人类中枢神经系统的成熟极其缓慢，在出生后还需要 20 多年的时间，通过精确调控的分子和细胞过程来构建，同时，这些构建过程受遗传蓝图和环境因素的双重制约。但从亿万年的进化的角度来看，这 20 年只不过是弹指一挥间。

（一）跨越时光，我们的大脑从何而来

我们是如何进化出我们美丽的大脑的？野蛮的生存斗争就能产生这样一个非凡的计算结构吗？这是很难回答的问题，尤其是因为大脑不会成为化石——我们很难获得大脑在远古时代的资料。当然，得益于一些最新的技术，我们可以追踪大脑进化的部分过程，从第一个神经细胞出现之前的一段时间，一直追溯到洞穴艺术的时代。

大脑的故事开始于古老的海洋，早在第一批动物出现之前，大脑就已经开始叙述它的故事了。游来游去或爬行的单细胞生物可能没有大脑，但

它们确实有复杂的感知和响应环境的方法。这些对环境的响应机制一直深入到哺乳动物的进化过程，对环境的响应，可能是大脑最初的起源。

多细胞动物的进化依赖于细胞能够感知并对其他细胞作出反应，这样大家才能好好相处，协同工作，否则细胞们就散伙了。例如，海绵从通过它们身体管道中的水里过滤食物，它们可以慢慢膨胀和收缩这些通道，以排除各种沉积物，防止管道堵塞。当管道壁上具有运动能力的细胞检测到由海绵中的其他细胞排出的谷氨酸或氨基丁酸等化学信使时，会触发这些运动。而这些化学物质，好笑的是，竟然在我们今天的大脑中仍旧扮演着类似的角色。这就是大脑最初的样子，好看吗？

向水中释放化学物质是一种非常缓慢的与远处的自身细胞沟通的方式——通常一个海绵需要好几分钟才能膨胀或关闭通道。玻璃海绵变聪明了一点，它有一个更快的方法：它向身体发射一个电脉冲，使所有的鞭毛在几秒钟内停止抽水，这样大家（所有细胞）就能更快地协同工作了。大脑进化了一点点，如果这能算是大脑的话。

（二）地球上的第一批神经元

目前的研究认为，传输电信号、释放和检测化学信号所需的成分，许多都存在于被称为"领鞭虫"的单细胞生物中。这一发现意义重大，因为古代的领鞭虫被认为是在大约8.5亿年前出现的生物。因此，几乎从一开始，早期生物的细胞就有可能通过电脉冲和化学信号相互交流。从那时起，对一些细胞来说，成为专门携带信息的细胞并不是一个很大的飞跃。

随后，这些专门携带信息的细胞，也就是后来专门命名的神经细胞进化出长长的线状延伸——轴突——用来远距离传输电信号。它们仍然通过释放谷氨酸等化学物质将信号传递给其他细胞。看，化学递质是一种多么古老的信使，你现在甚至还在用它。

当轴突在突触处与其他细胞相遇时，它就开始传递信号。这意味着这些化学物质只需要在一个很小的空隙中扩散，而不是像早先那样，将化学物质直接吐到水里。信号传递速度大大加快了，神经系统诞生了。

最初的神经元可能是通过一个遍布全身的扩散网络连接起来的。这种被称为神经网的结构，仍然可以在水母和海葵抖动的身体中看到。但在其他动物中，神经元的种群开始出现，这就是中枢神经系统。中枢神经系统保证了信息能够被集中处理，而不仅仅是简单传递，这就促使生物能够以更加复杂的方式对环境作出反应。最特殊的神经元群——第一个类似大脑的结构——是在嘴巴和原始眼睛附近发育的。

虽然科学家们对最初大脑的形态信息并不十分清楚，但不管怎样，脊椎动物的祖先都有一个中央的、类似大脑的结构。这些原始的鱼状生物很可能与现存的梭鱼相似，梭鱼是一种无腭滤食动物，它们的大脑有着明显的区域分工：后脑控制游泳运动，而前脑负责视觉。

（三）大脑最初并不一定重要：吃掉自己的脑子

在进化的最初，大脑对于动物来说可能是非常重要的，在一定程度上是否具有大脑可以被作为是粗略区分动物和植物的参考标准。但从生命诞生并进化出智慧以来，并不是所有动物都争先恐后地进化大脑。生命总有它独树一帜的选择。

有些动物还要反进化而行之。海鞘是最有名的"吃掉自己大脑"的动物。海鞘是海鞘纲动物的总称，属脊索动物门，海鞘在全世界都有分布，仅种类就超过了 1250 种。虽然所发生的事情并不像听起来那么激烈，但海鞘的生命周期仍然是"极端"和迷人的。

海鞘通过同时将卵子和精子释放到水中来完成受精。大约三天后，受精卵发育成小虫状的幼虫，并开始在水中游泳。自由游动的幼虫期很短，因为幼虫不能进食。很快，它们就会沉到水底，头朝下地把自己固定在岩石上，在那里它们将度过余生。当幼虫开始进食时，奇妙的转变开始了。

海鞘的幼虫开始吸收所有使它们成为脊索动物的蝌蚪状的部分。它吸收着自己抽动的尾巴、原始的眼睛和脊椎状的脊索。最后，它甚至吸收了最基本的"大脑"（脑神经节），那个帮助它游来游去并寻找附着位置的计算单元。

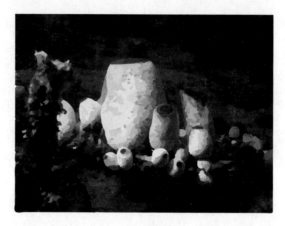

■ 海鞘

海鞘可能看起来像海洋中的植物，但它们实际上是相当高级的动物。

在大脑的进化中，充满了各种各样的意外和分支。但总体上，早期的鱼类在努力寻找食物和伴侣、躲避捕食者时，大脑的许多核心结构在不断进化：视觉区域，负责用眼睛追踪移动的物体；边缘系统，给予动物奖励的感觉；海马，帮助储存记忆；基底神经节，控制运动模式。

（四）大脑的家庭相册

我们的大脑沿着一条曲折的发展道路前进。除去少数像海鞘这样逆向发育的生物，在地球上游泳、爬行和奔跑的生物，很多都比人类更早地进化出了发达的大脑。如果我们打开大脑的进化相册，将看到它们的家庭成员逐渐由小向大、由简单向复杂演化。

1. 水螅

大脑的单细胞祖先拥有精密的感知，像一台对环境作出快速反应的机器。当第一个多细胞生物出现后，对周围环境和自身进行响应的这种机制，造就了细胞间的交流。最早的神经细胞——能够利用电脉冲和化学信号传递信息的特殊细胞——很早就出现了，据推测，最早的神经元可能是通过一个扩散的网络连接在生物的身体上，就像水螅。这种被称为神经网的结构，仍然可以在水母和海葵不断抖动的身体中观察到。

2. Urbilaterian（祖双侧对称动物）

当神经元群开始聚集在一起时，信息就不仅仅是被传递，而是可以被处理、存储和修改了，这使得动物能够以更加复杂的方式移动和对环境作出反应。最特殊的神经元群——第一个类似大脑的结构——据推测是在嘴巴和原始眼睛附近发育的。许多生物学家认为，这种情况最早发生在一种被称为 Urbilaterian 的蠕虫状生物身上，它是包括脊椎动物、软体动物和昆虫在内的大多数现存动物的祖先。

Urbilaterian 是所有双侧对称动物的最后一个共同祖先（很抱歉我没能找到 Urbilaterian 的中文名称，在这里暂定为祖双侧对称动物）。

3. 七鳃鳗

早期鱼类出现了更多专门的大脑区域，其中一些结构与现存的七鳃鳗相似。专门的大脑区域分工，给予了这些鱼类更活跃的游泳方式，并降低了它们求偶、觅食和躲避捕食者的压力。

4. 两栖动物

在第一批两栖动物迁移到陆地上和哺乳动物进化之间的某个时间点，新皮层出现了——大脑表面额外的神经组织层。大脑的这一部分随后急剧

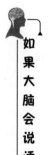

扩张，并给予了哺乳动物活动的复杂性和灵活性——受益者显然也包括我们人类。但是新大脑皮层是如何与何时开始进化的仍然是个谜。我们在现存的两栖动物身上看不到相同的大脑结构，而化石也帮不上什么大忙：两栖动物和爬行动物的大脑并没有填满整个颅骨腔，所以这些动物的遗骸几乎不能告诉我们它们大脑的形状。

5. 原始的哺乳动物

哺乳动物的大脑相对于它们的身体越来越大，因为它们不得不在恐龙统治的世界中挣扎着生存。在那个年代，哺乳动物可远不如今天这样强势。对早期哺乳动物化石的 CT 扫描显示，第一个广泛发育的区域是嗅球，这表明哺乳动物严重依赖它们的嗅觉生活。新大脑皮层中处理触觉的区域也得到了很大的提升，这表明触觉也很重要。这些发现很好地印证了一个观点，即最早的哺乳动物采取了夜间活动的生活方式，以帮助它们躲避恐龙。这可能解释了另一个有趣的问题：为什么哺乳动物没有绿色的皮肤？这个问题的答案超出了本书的范畴，这里不再进行展开的陈述。

6. 黑猩猩的大脑

恐龙灭绝后，灵长类动物的祖先开始在树上生活。在灵长类动物的额叶区域，神经元和脑区之间的联系也变得更精密了，这既包括内部的联系，也包括与大脑中处理感觉输入和运动控制的其他部分的联系。这些都赋予了灵长类动物处理更多的信息，并想出更聪明的方法来采取行动的能力。其中一个分支的灵长类动物，类人猿，如我们后来所知道的，变得特别聪明。

（五）聪明的哺乳动物

到 3 亿 6000 万年前，我们的祖先已经在这片土地上定居，最终在 2 亿年前产生了第一批哺乳动物。

有一点是明确的，哺乳动物的大脑大小相对于它们的身体来说是增加的，因为它们在与恐龙竞争。此时，大脑已经填满了头骨，并留下了印记，提供了导致神经扩张变化的蛛丝马迹。

大约 6500 万年前，恐龙灭绝后，一些幸存下来的哺乳动物上了树——灵长类动物的祖先。良好的视力帮助它们追逐树木周围的昆虫，这导致了新大脑皮层视觉部分的扩展。然而，最大的精神挑战可能来源于它们的社交生活。根据现代灵长类动物的观察数据，它们的祖先很可能也是群居的。处理群居生活中社会互动的细微之处需要大量的脑力，这或许可以解释灵长类动物（尤其是猿类）新皮质额叶区域的巨大扩张。灵长类动物需要更多的计算能力来处理"人际关系"。现有的资料已经证明，灵长类群体的大小、彼此互动的频率和它们额叶新皮层的大小之间存在着很强的联系。

所有这些脑区的飞速发育，都为后来的灵长类动物配备了一种非凡的能力，即整合和处理信息的能力，然后根据这种深思熟虑的推理来控制它们的行动。除了提高它们的整体智力，这最终还导致了抽象思维：大脑处理输入信息越多，就越开始识别和寻找与眼前的具体实物相比更具有概括性的总体模式。

研究人员过去认为，双腿的进化导致人类大脑的大小超过了我们的灵长类近亲——猩猩、大猩猩和黑猩猩。然而，化石发现表明，在早期原始人类变成两足动物的数百万年之后，他们的大脑仍然很小。双足行走不是关键。

大约在 250 万年前，我们的大脑才开始变大。我们仍然不知道原因，但有可能是基因突变削弱了我们祖先的腭肌，在其他灵长类动物中，"咬肌"对整个头骨施加强大的力量，限制了它的生长。在我们的祖先中，这块肌肉因为单一的变异而变弱，这可能为头骨的扩张开辟了道路。

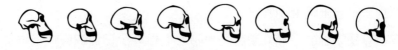

■ 头骨从原始到智人的连续的（或接近连续的）变化

一旦我们变得足够聪明，能够开发工具并找到更丰富的饮食，外界环境所给予的积极的反馈效应就开始发挥作用，导致大脑进一步扩张。大量的营养对于一个大的大脑来说是必不可少的，而聪明的动物更有可能找到它们。在大约200万年前，屠杀动物的工具的出现对人类大脑的扩张也至关重要，因为肉是如此丰富的营养来源。更丰富的饮食会为大脑的进一步发育打开大门。

也有一些研究人员认为，火扮演了促进大脑发育的角色。一方面，火让我们从食物中获得更多的营养；另一方面，吃熟食会导致肠道萎缩，由于肠道组织的生长和维护成本高昂，这种萎缩将释放宝贵的资源，再次有利于大脑的进一步生长。

总的来说，我们的饮食、文化、科技、社会关系和基因是一个良性循环，这导致了大约20万年前现代人类大脑在非洲出现。当然，进化从未停止过。从非洲迁移到北纬地区的人的视觉皮层逐渐变大，这可能是为了弥补那里较暗的光线。由于饮食、文化、技术、语言和基因的相互作用，我们的大脑呈现出一幅不断扩张的画面。

（六）最后一点，鸟类能有多聪明

有人把鸟类称为"有羽毛的猿"，因为它们过于聪明。如果不是陨石撞击灭绝了聪明的恐龙，进化后的恐龙会持续统治世界吗？当然我们无法回答这个问题，但毫无疑问，恐龙有可能进化成非常聪明的动物，证据就在你周围的树上。

某些鸟类，特别是乌鸦家族，已经进化出了与许多灵长类动物的聪明才智相匹敌的复杂行为——使用工具、欺骗、面部识别等——只要你能想到的，它们都能做到。为什么有些鸟如此聪明？目前的研究认为，鸟类的恐龙祖先可能就已经打下了基础，它们可能在树上爬来爬去，最后飞上天空。这种行为模式可能有利于鸟类进化出与灵长类动物爬树相同的能力：卓越的视觉、运动中的协调和平衡能力。这些都是通过大脑中被称为视顶盖和小脑的区域扩张而实现的。

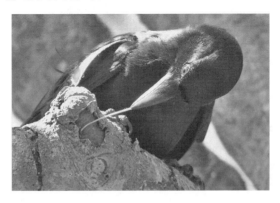

■　使用工具的乌鸦

　　只有一小部分动物被观察到会使用工具，包括灵长类动物、熊、大象、海獭和章鱼。然而，乌鸦也会使用工具来寻找食物，它们经常用树枝戳出食物或携带多个物品。它们还自己制作工具。

　　为了与其他动物竞争，这些爬树恐龙可能也开始进化出新的觅食策略，而这显然需要更多的脑力，进而导致前脑的生长。科学家们已经发现，在很多恐龙化石中，它们的大脑已经拥有了一些这种更大的结构。

　　来源于恐龙的鸟类祖先的大脑相对于它们的体型来说较大，当它们飞到空中并进化出更先进的行为能力时，它们的大脑会相应地变得更大。这些能力似乎也保证了它们能够在灭绝其他恐龙的巨大灾难中幸存下来。这些聪明才智还帮助鸟类在灾难之后找到新的觅食方式。

鸟类的大脑结构与哺乳动物非常不同。哺乳动物的大脑进化出了新的外层，称为新大脑皮层，而这是鸟类所缺乏的。尽管如此，哺乳动物扩大的额叶皮质和鸟类扩大的前脑很可能执行类似的功能。无论如何，在不同的路线上，大脑进化出了更高级的智能。

鸟类能有多聪明？尽管乌鸦有制造工具的天赋，但在操纵物体方面，它的喙显然不如灵长类动物的"手"好用。这可能限制了鸟类大脑的进一步发育。尽管有人大胆猜想，地面生活的鸟类的翅膀，将有可能重新进化出具有抓握能力的前肢。

在生命的各个领域，通常存在特化的功能单位，且功能单位是可以替换的。牙齿掉了可以再长，尾巴掉了可以再长，有时候脑袋掉了也可以再长，但神经元不一样，它们是独特的存在。作为大脑中最基本的功能单元，不仅神经元之间的连接是特化的，它们的寿命也是极长的，神经元可以存活很多年，甚至贯穿生物体的一生。类似地，神经元的突触可以持续数周、数月、数年，甚至更长时间。正是因为神经元的"长寿"，科学家们曾一度认为大脑生来就拥有它需要拥有的所有神经元。儿童可能会产生一些新的神经元，以帮助建立通路——神经回路——以充当大脑不同区域之间的信息高速公路。但是一旦神经回路到位，添加任何新的神经元都会破坏信息流动，使大脑的通信系统失效。

在成年后，大脑的主要神经元和神经连接不会发生大范围的替换，但是也存在特例。1962 年，科学家约瑟夫·奥特曼在成年大鼠大脑的海马区域观察到了神经生成（神经元的诞生）的证据，后来他进一步报告说，新生的神经元从海马的出生地迁移到大脑的其他部位。1979 年，另一位科学家迈克尔·卡普兰证实了奥特曼在老鼠大脑中的发现，1983 年，他在一只成年猴子的前脑中发现了神经前体细胞。

虽然有着少量的新生神经元，但绝大多数神经元都是伴随我们一生的，不可替代，每一个都绝无仅有。我们曾说过大脑的网络复杂度可以与银河系相媲美，这是因为人类神经元的数量与银河系的恒星数量在同一个数量级。虽然我们不是天文学教材，但我们可以看一看大脑这个"小宇宙"存在什么样的网络结构。

（一）大脑的数据：一些"巨大"的数据

大脑中有多少神经元和突触？这是一个让人目眩的问题，因为数量大到无法想象。

在50—70岁的男性中，人类中枢神经系统平均包含约861亿个神经元。大脑皮层中约有163.4亿个神经元，其中25.8亿个神经元存在于白质中。值得注意的是，不同科学家给出的对大脑新皮质中神经元数量的估计值相差了2倍，大概在147亿到320亿个神经元。

关于神经元之间的连接数量，据估计，成人大脑新皮质中有164万亿个突触。对单个新皮层神经元接收的突触数量的估计也在大约7200个、29 642个和80 000个突触之间变化（仍旧取决于不同的科学家和不同的估测手段）。但在不同哺乳动物的大脑区域中，每个神经元的平均突触数量存在着巨大差异。在大鼠大脑中，神经元的突触数量平均为2186个，而海马CA1锥体神经元平均拥有31 700个突触，小脑浦肯野神经元则平均拥有175 000个突触。

如果我们采用较低的估计值，即7200个，并假设这为典型的中枢神经系统神经元的突触连接数量设定了一个较低的边界，那么在整个成年中枢神经系统中可能有大约620万亿个突触。但是，如果我们对新皮层神经元的估计值取较高者（即29 642个或80 000个），那么在整个成人中枢神经系统中可能有多达数千万亿个突触。

（二）大脑的组装：神经回路不断发育

神经元，在其漫长的一生中，会不断生长出新的树突，并试图延伸它的轴突。形成突触和轴突髓鞘是中枢神经系统功能成熟的关键细胞特征。神经元在子宫内就已经开始迅速生长了。在妊娠中期，未成熟的新皮质神经元开始延伸轴突并开始形成树突。这种轴突生长、树突树枝化和突触形成的状态，将一直延续到儿童早期。这些过程在人类新皮质神经元的层、区域和亚型之间有很大差异。

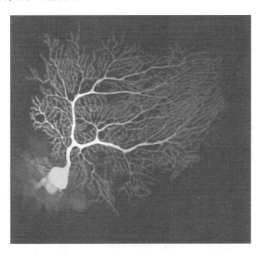

■ 浦肯野细胞

这是一个小鼠小脑的浦肯野细胞。对于一个神经科学家最浪漫的事，就是在黑暗中观看染了色的浦肯野细胞，它伸出了 175 000 个突触，摇曳着占领小脑。

突触的形成始于胚胎和胎儿发育之间的过渡期，并遵循特定的时空变化序列。许多产前突触和神经回路被认为是暂时的，新皮层的突触形成是在出生后和出生后早期发育中才发生。而丘脑皮质轴突的生长和发生是在胎儿中晚期。在出生后的最初两年，突触持续快速形成（即过度产生），并在 3 至 15 个月（取决于新皮质的不同区域）达到高峰。随后，突触连接和树突开始修剪并进行形态细化。这种突触回路的重组被认为是新皮质区和大脑区域功能专门化的必要条件。与许多其他区域相比，联合区域的突触修剪和轴突髓鞘化的时间较晚。

值得注意的是，锥体神经元的大小和树突的长度在出生后第一年急剧增加，并以降低的速度持续到出生后的第 5 年左右。大量的突触消除和树

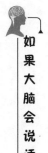

突触修剪将持续到儿童早期到青少年。大脑区域和新皮质区域的差异成熟有助于解释儿童、青少年和年轻人的许多认知和行为变化。那么，不足为奇的是，某些神经和精神疾病与不同的年龄段表现出了强关联性，这与大脑的突触形成、髓鞘形成和纤维束形成的阶段性密切相关，这是人类神经发育过程中不得不承担的风险。人类神经发育的繁复轨迹，展现了大脑发育过程中细胞、生理和解剖学的精密配合。

（三） 外源性信号与大脑：视觉输入在新兴视觉系统中的作用

迄今为止讨论的发育事件描述了一系列大脑在生命早期发生的事件，这些事件引导了原始皮层区域的建立。然而，这些区域组织的早期模式还远未完成。在发育后期，内在信号继续在新皮质发育中发挥关键作用，但外在信号对于新皮质组织和功能模式的形成，逐渐变得更为重要。一个例子说明了这一点。

胡贝尔（Hubel）和威塞尔（Wiesel）的开创性研究考察了特定经验对关键皮层区域内部组织的影响，特别是初级视觉皮层（PVC），研究者们观察了单眼剥夺对年轻恒河猴眼优势柱组织的影响。初级视觉皮层接收来自主要视觉通路的大部分视觉感觉输入。来自两只眼睛的输入沿着各自的视觉通路，在保持分离的情况下，从视网膜，沿着视神经，通过视交叉，到丘脑，最后投射到初级视觉皮层。当纤维投射进入初级视觉皮层时，它们组织成单眼特异性输入的条带，称为眼优势柱（ODC）。

如果将放射性逆行示踪剂注入一只眼睛，那么就可以在初级视皮层观察到眼优势柱。示踪剂从眼睛沿着视觉通路以逆行的方式，被吸收到初级视皮层的神经元的胞体中，这些神经元只接收来自注入示踪剂的那只眼睛的输入，从而标记出了眼优势柱。亮带表示从注入示踪剂的眼睛接收输入的神经元，而暗带表示从另一只眼睛接收输入的神经元。这些不同条带在出生后的起源存在争议，一部分研究者认为依赖于内在信号，而另一部分研究者则认为可能主要与外在输入相关。然而，正如胡贝尔和威塞尔对早期单眼剥夺的研究所证明的那样，在出生后早期的模式化视觉输入对于维持这种基本的组织模式是必要的。

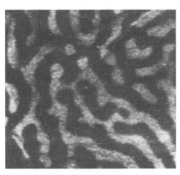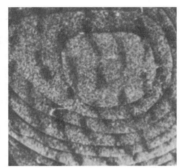

正常发育猕猴视皮层左右眼　　　　　单眼剥夺猕猴视皮层左右眼
优势区域分布（深色和浅色）　　　　优势区域分布（深色和浅色）

■ **两只幼猴眼优势柱的放射性显影**

　　在实验中，首先将放射性示踪剂注入一只眼睛，随后观察初级视皮层的神经元的放射性显影。左图，一只 6 周大的猴子的眼优势柱的正常模式，可见来自每只眼睛的眼优势柱是均等的和成熟的；右图，在 2 周大时被单眼剥夺的动物的眼优势柱模式。在动物 18 个月大时，在其未剥夺视觉输入的健康眼睛中注射示踪剂，未剥夺眼睛的眼优势柱（光带）扩大，而剥夺眼的眼优势柱（暗带）缩小，表明未剥夺视觉输入的眼睛在初级视皮层中占明显优势。

　　图片来源：STILES J. Brain development and the nature versus nurture debate［J］. Progress in Brain Research, 2011, 189: 3-22.

　　在单眼剥夺研究中，动物的一只眼睛在出生后的第 3 周至大约 1 岁这段早期发育关键期被缝合。被长期剥夺视觉信息输入的眼睛，其发育是不成熟的。研究者们随后将逆行示踪剂注入非剥夺的眼睛（另外一只健康的眼睛）。如上图所示，窄的暗带表示来自剥夺眼的输入，而亮带表示来自健康眼的输入。这些数据清楚地表明，输入的变化可以改变大脑皮层区域的连接模式。来自被剥夺视觉输入的眼睛的皮层会减小，而来自未被剥夺视觉输入的眼睛的输入会扩展到原先被剥夺视觉输入的眼睛所占据的区域。

初级视皮层内部连接模式的这种显著的变化，反映了早期大脑发育中典型的竞争过程。神经元之间也存在着竞争，对诸如神经生长因子之类的资源的竞争。神经生长因子在 20 世纪 50 年代被发现，是外周神经系统和脑细胞的生长、发育和生存所必需的一种蛋白质。在突触部位数量有限的情况下，神经生长因子成为神经元之间竞争的资源。在神经元的细胞群中，活性细胞在获得神经营养因子这些资源从而建立稳定的皮层连接方面具有竞争优势。被剥夺视觉输入的眼睛中，由于其细胞活动的减少使它们处于竞争劣势，从而导致连接性的丧失，以及与皮层区域连接途径的减少。

视觉输入在新兴视觉系统的正常发育中必不可少。如果视觉受损，且持续时间过长，那么相应的大脑皮层组织也会发生相对应的改变。

（四）外源性信号与大脑：灵活的皮层功能定义

与眼优势柱可塑性的研究一样引人注目的是，发育中的大脑对不同输入模式的反应和适应能力，可能涉及完全不同的输入类别。在出生后早期的发育阶段，来自不同感觉通道的输入，可以从根本上重新定义皮层区域的组织和功能。皮层，比预想得更灵活。

在一系列精美的实验研究中，研究者们观察到了新生雪貂的视觉和听觉输入通路的显著改变。研究者们通过手术切除了初级视觉皮层，并切断了从耳蜗到初级听觉皮层的主要输入通路。这些"重新布线"程序引起了初级听觉皮层结构和功能组织的巨大变化。如研究者们所预期的一样，视觉输入与听觉皮层建立了功能联系，初级听觉皮层神经元开始对视觉输入做出反应。因此，手术干预导致了大脑连接模式的巨大改变，并从根本上重新分配了"初级听觉皮层"的功能，它开始负责视觉信息的处理。

在幼年动物的大脑中，通过实验诱导这种戏剧性变化的可能性，被认为依赖于早期大脑发育过程中典型的神经连接的大量过剩。在正常的发育过程中，大脑中的连接发育是旺盛的，甚至是过剩的。与成熟大脑中有序的连接不同，幼年大脑中大多数区域都与多个大脑区域进行短暂的连接（可能其中大部分连接都被后期经验证明是无用的，而被丢弃）。竞争的作用就是塑造最终的连通性模式，这样，最优的、有效的大脑网络被保留，而不太理想的连通性模式被修剪掉。

当幼年雪貂的正常听觉输入被消除后，听觉传入对资源初级听觉皮层中的竞争减少，对初级听觉皮层的典型瞬时视觉输入却逐渐趋于稳定和长期，为正常情况下本应该变成听觉区域的初级听觉皮层提供了视觉输入，并促成了听觉皮层逐渐转为视觉信息处理。因此，实验操作具有将感觉皮层这一区域的功能从听觉重新分配到视觉的效果。后来的研究表明，即使保存了初级视皮层，初级听觉皮层成为一个视觉区域这种功能重新分配也可能发生，从而创造出具有两个主要视觉区域的动物。

（五）大脑的成熟：成人新皮质的神经可塑性与重组

那么，成熟的大脑是否仍旧具有可塑性与重组性？现在有大量的研究表明，大脑皮层重组的能力并不局限于早期发育，即使在成年动物中，输入的变化或感觉系统的改变也会引起皮层组织的巨大变化。这里仅举一个例子来说明这些观点。这个例子涉及在实验中损毁耳蜗中的高频音调受体后，恒河猴初级听觉皮层的重组。

猕猴大脑的初级听觉皮层位于外侧沟下缘，通常被上覆的额顶叶皮层遮挡。在功能上，初级听觉皮层的特点是它是一维流形组织，其尾侧区域的神经元对高频作出反应，而头侧区域的神经元对低频作出反应，这完美地反应了来自耳蜗的一维功能性组织和输入模式。

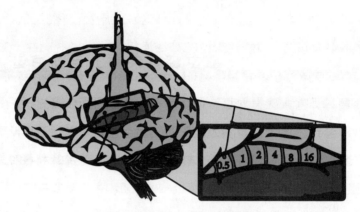

■ **初级听觉皮层的一维频谱图**

这是人类大脑的侧视图，听觉皮层暴露在外。初级听觉皮层包含一幅耳蜗频谱图（在图中以数字显示对应频谱，单位千赫兹）。

研究人员通过记录初级听觉皮层神经元对不同频率音调的响应，在恒河猴的大脑中记录到了典型的低头端到高尾端的初级听觉皮层张力性组织模式。然后，他们使用耳毒性化学物质选择性地破坏耳蜗纤维中对高频（超过 10 千赫）有反应的纤维，从而破坏初级听觉皮层最尾部区域的正常输入。在耳毒性手术后 2—3 个月，初级听觉皮层的微电记录显示了耳蜗纤维的重组：以前对高频有反应的神经元现在对中频音调有反应。此外，重组后的皮层保留了张力性的基本模式，但范围现在从低到中音扩展到整个皮层，反映了耳蜗实验性改变引起的输入变化。因此，这项研究记录了成熟大脑的持续可塑性：即使在成年动物中，经验也能改变大脑的功能组织。但需要注意的是，成年大脑皮层的可塑性的范围与程度远远弱于出生后不久的大脑组织。

（六）大脑的网络：就是通信的网络

大脑是一个网络。它由空间分布迥异但功能相连的区域组成，这些区域不断地彼此共享信息，这种连接性是极难探查的。有趣的是，最近在获取和分析功能性神经成像数据方面取得了快速的研究进展，促进了对人脑功能连接的探索。目前，新的神经成像技术和分析方法已经使全脑功能连接模式的检查成为可能，从而使功能连接的活体检查成为可能。这些研究使用所谓的功能磁共振成像检查大脑区域的功能在时间序列上的激活水平，以观测大脑区域之间的功能交流。

大脑，准确地说，是一个非常有效的网络。它是一个由大量不同的大脑区域组成的网络，每个区域都有自己的任务和功能，但彼此不断地共享信息。因此，它们形成了一个复杂的综合网络。

在过去的三十年里，丰富的结构和功能神经影像学研究为了解灵长类动物和人类大脑提供了大量的信息，特别是关于每个大脑区域的作用和功能。功能性神经影像学为测量和检查大脑区域之间的功能和相互作用提供了新的工具，催化了对人脑功能连接性的观测。功能连接性被定义为在解剖意义上分离的大脑区域，其神经元活动模式具有时间顺序的区别特性。将人脑视为一个功能上相互作用的大脑区域的整合网络，可以为人脑中大规模的神经元交流提供新的见解。大脑的网络提供了一个平台，用以整合与人类行为相关的信息，并保持功能连通性。

第三节　大脑的消耗（1）——2% 与 20%

大脑是最复杂的生物组织之一，人类的中枢神经系统有几百亿个神经元，年轻人的大脑白质包含了约 149 000 至 176 000 千米的有髓轴突，用以连接数量巨大的神经元。但这种极其复杂的细胞组织的存在，也是以大量的代谢成本为基础的。说到代谢，我们先来看看大脑的结构，它并不仅仅如表面所展示的那样，是一个光滑的、软嫩的脆弱组织。

（一）大脑的结构

大脑的结构为计算、学习、记忆和情感提供了基础。大脑发育是按顺序发生的，在进化上较早和更原始的区域首先发育，即大脑中调节身体基础功能的部分，如呼吸、心率和温度。前额叶皮层是大脑最后一个成熟的区域，在成年后，这一区域可以控制更高阶的执行功能和逻辑运算。

大脑的基本结构包括三个主要部分：

（1）大脑。由外层（大脑皮层，称为"灰质"）和内层（髓鞘包裹的纤维，称为"白质"）组成。

（2）小脑。小脑是大脑后部的一个较小的结构，对协调运动起着重要作用。

（3）脑干。脑干连接大脑和脊髓，调节呼吸、心率和血压。

大脑发育在出生前就开始了，一直持续到成年。这个过程中，最简单的神经连接和技能首先形成。在生命的最初几年里，每秒钟都有超过 100 万个新的神经连接形成。随后，更复杂的电路和技能就产生了，早期大脑的构建为未来的大脑发展提供了或弱或强的基础。

（二）大脑的消耗

　　神经系统消耗了身体能量的不成比例的一部分：在人类中，占身体质量 2% 的大脑，使用了约 20% 的氧气和卡路里。大脑的相对能量消耗的增加，特别是在人类从灵长类动物进化的过程中，反映了大脑相对于身体的约 3 倍的膨胀和每个皮质神经元突触数量的增加。持续了数百万年的对中枢神经系统的这种更大的能量分配，巩固了我们大脑更大的认知能力。同时，由于食物摄入量的增加和质量的提高，以及肠道和运动消耗的减少，使大脑庞大的能量消耗进一步成为可能。作为一个能量消耗者，大脑是我们随身携带的最昂贵的器官。

　　由于其显著的复杂性，人类的中枢神经系统需要 20 多年的时间通过精确调控的分子和细胞过程来构建。在胎儿晚期和出生后早期，新皮层突触的形成速度约为每分钟 4230 万个。因此，发育中的大脑对能量和氧气的需求明显大于成年大脑。如何产生适当数量的神经元和胶质细胞，并且维持对这些复杂突触连接持续供能，是最为复杂的科学谜团之一。

　　尽管关于大脑巨大能量消耗的事实已被科学家们接受，但是对于它是如何在神经元和神经胶质细胞之间，以及许多正在进行的功能之间分配这些能量，还没有明确的理解。大脑消耗能量的确切的百分比是很难确定的，但我们有相当不错的估计，首先是能量的去向，虽然它因大脑区域而异。大脑的大部分能量都消耗在突触上——神经元之间发送和接收信号的微小缝隙。在那里，细胞稳步地将离子泵入细胞内——它们通过交换钾离子和钠离子来产生电荷。这种"离子泵"对神经元的放电和大脑回路的计算都至关重要，但它们非常耗能。

　　由于正电子发射断层扫描和功能磁共振成像等现代成像技术的迅速应用，了解这些能量分配有了新的可能性，也使研究活体人脑在健康和疾病过程中的能量分配成为可能。这两种技术及其衍生物，如单光子发射断层成像和各种光学成像技术，都使用了与大脑代谢和循环相关的测量来推断大脑细胞活动方面的功能。

通过磁共振波谱，研究人员能够评估大脑耗氧量的变化与兴奋性氨基酸——谷氨酸使用情况的变化。谷氨酸是大脑在体感刺激期间的主要兴奋性递质。在体感刺激过程中，这些磁共振波谱测量得到了神经元活动变化的情况。这项工作产生了两个基本的观察结果：一是，刺激产生的耗氧量变化与兴奋性谷氨酸能神经递质的使用情况的变化基本成正比，而兴奋性谷氨酸能神经递质的使用情况又与神经元放电的频率变化基本成正比。二是，从基线水平（即麻醉状态）来看，在刺激期间的最大氧耗量和峰值放电频率几乎相同。因而，要实现某一特定功能，必须达到持续活动的总体水平，如果大脑活动的基线水平被人为抑制，那么它必须先"恢复"到清醒状态下的水平，才能进行功能相关活动。"基线"或正在进行的活动水平，对后续大脑功能计算至关重要，而基线活动水平，或被称为"清醒"活动水平，又显著地影响了大脑静息态的能量损耗。

从时间尺度上看，大脑的代谢活动几乎是稳定存在的。这种持续的代谢活动主要是由葡萄糖氧化成二氧化碳和水，产生大量的能量，并形成三磷酸腺苷（ATP）。当我们完全处于被动和休息状态时，以及当我们明显地在做某事时，这种代谢活动都存在。目前的研究结果认为，大脑中使用的大部分能量是动作电位传播和受体受到神经递质刺激后恢复突触后离子流所需的。相比之下，神经元和神经胶质细胞的静息电位的维持只占总能量消耗的不到15%。此外，尽管灰质内持续的耗氧量和血流量有相当大的时间变化，但总体平均上，灰质和白质的耗氧量和血流量几乎相差4倍。

正电子发射断层扫描和功能磁共振成像技术均可用于绘制大脑激活后的局部血流变化。一个多世纪以前，人们就知道大脑某个区域的神经元活动增加与血流增加有关。令人惊讶的是，耗氧量的变化却明显小于神经元活动后局部血流的变化，这是有悖常理的。这一现象，在现代能够利用功能磁共振成像观察大脑活动变化之后，得到了一定程度的解释：虽然耗氧量的增加小于血流量，但葡萄糖利用率似乎与脑血流量成比例增加，因此，伴随大脑局部区域的激活，其代谢增加在一定程度上是糖酵解的增加。现在，人们认为糖酵解发生在星形胶质细胞中，与谷氨酸循环的短暂增加有关。因此，与基础的脑代谢不同，大脑局部区域的激活以一种独特的定性方式进行，血流量和葡萄糖利用率的增加超过了耗氧量的增加。

（三）大脑的氧气消耗

为了更好地理解大脑如何处理信息，了解氧气供应和大脑活动之间的关系是必不可少的。科学家们的研究结果为这一问题提供了初步认识，并为未来实验中进一步研究大脑能量平衡与测量神经细胞各种功能所需的氧消耗提供了重要基础。从医学角度来看，这也是重要的，如能更好地理解大脑缺氧的后果，或者更好地解释通过成像技术获得的大脑活动信息。

大脑极高的能量需求，导致其对缺氧的情况非常敏感。大脑需要的能量主要是通过消耗大量氧气的有氧代谢过程产生的。因此，脑内氧浓度是影响神经细胞和胶质细胞功能的一个重要参数。然而，到目前为止，大脑消耗了多少氧气，以及这与神经元活动的关系，在很大程度上还是未知的。神经生物学家不断努力尝试在完整的大脑中直接测量这一点，并将其与神经细胞的活动联系起来。

在目前已经建立的动物模型——爪蟾上——科学家们使用电化学传感器来测定大脑脑室中的氧气浓度。在药理学的帮助下，科学家们专门控制供大脑使用的氧气量，并抑制神经细胞的活动。以控制眼球运动的神经细胞为例，他们直接记录了氧气消耗和神经细胞活动之间的关系。氧气被细

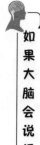

胞用来合成富含能量的物质。如果可用的氧气浓度超过大气中的两倍，则能量代谢饱和。此外，在正常的操作中，只有大约 50% 的氧气用于神经细胞的活动，神经胶质细胞需要剩下的 50% 来维持神经细胞的基本代谢率。此外，活跃的神经细胞消耗更多的氧气。

（四）大脑的"家政"

到目前为止，大多数科学家都认为大脑利用了大部分的能量来为神经元之间进行交流的电脉冲提供燃料。然而，事实证明，这只是故事的一部分。最新的一些研究表明，大脑能量预算的三分之二的确用于帮助神经元激发或发送信号，然而，剩下的三分之一用于——"家政"——细胞健康维护。

研究人员使用磁共振波谱对大脑进行成像，以测量活动时大脑产生的能量。这项技术已经使用了 30 多年，可用于追踪不同组织的代谢产物。这项技术有望在未来成为专门的工具，用于检测大脑缺陷，或用于早期肿瘤及神经退行性疾病（如阿尔茨海默病和帕金森病）的诊断。

通过磁共振波谱，研究人员跟踪了大鼠大脑中细胞能量的主要提供者——三磷酸腺苷的合成速率，每个三磷酸腺苷分子有三个磷原子。他们测量了不同思维活动的能量消耗，以确定三磷酸腺苷的产生是否与大脑活动有关。结果与预期相符，三磷酸腺苷水平随大脑活动而变化：当实验鼠被击昏时，它们产生的三磷酸腺苷分子比轻度麻醉时少 50%。研究人员据此推论，当大脑处于不活跃状态时产生的三磷酸腺苷似乎主要用于细胞维护，而在更警觉的动物体内发现的额外三磷酸腺苷则促进了其他大脑功能。据推测，在完全清醒的大脑中，产生的三磷酸腺苷中只有三分之一用于"家政"功能，剩下的用于其他活动。

"家政"功能对于保持脑组织的存活很重要，对大脑中除了神经元

"聊天"之外的许多生物进程也很重要。带电的钠、钙和钾原子（或离子）不断地穿过细胞膜，来对神经元重新充电，以用于下一次神经元的放电，而三磷酸腺苷则给这些离子提供了穿越细胞膜所需的能量。必须有足够的能量来维持细胞内外的离子平衡，即使轻微的离子失衡都有可能导致肿胀、细胞损伤，以至于中风和其他疾病。

（五）大脑的静息状态

如果一动不动，不思考事情，大脑就安安静静地降低耗能了吗？不，基本结论是，大脑的能量消耗变化不大，无论是在休息时还是在工作时。事实上，即使是在静息状态，大脑仍需要非常高频率的活动，以保持在未来实现特定功能的可能性。不像电脑，你启动一个电脑程序（最好是一个大的应用程序，如进行图形处理或者大数据运算），那么处理器和内存的消耗会迅速上升。但大脑相反，它的能量消耗必须且一直保持高水平，否则大脑的操作系统根本无法运行不同的软件（如刷牙或逃避捕猎者）。

当我们在做一些比较艰难的思考的时候，高代谢活动的确会出现，但其能量消耗没有那么高。最近，在分析这种能源是如何被使用时，人们开始关注与大脑中的谷氨酸信号相关的代谢需求。考虑到80%以上的神经元是兴奋性的，90%以上的突触释放谷氨酸，这种关注是合理的。研究人员采用了一种自下而上的建模方法，利用现有的关于苍蝇视网膜和哺乳动物大脑皮层的数据进行测算。根据他们的估计，大脑中使用的大部分能量都被用于动作电位的传播，以及被用于受体被神经递质刺激后恢复突触后的离子浓度差值。相比之下，维持神经元和神经胶质细胞的静息电位只占总能量消耗的不到15%。在麻醉大鼠中使用磁共振波谱，结果显示了非常明显的一致证据，即大脑中很大一部分（约80%）的能量消耗与谷氨酸循环有关。

一个有趣的假设已经出现，即神经元对其输入变化的反应依赖于连续的、高水平的静息电位水平，而兴奋性和抑制性输入之间的平衡决定了神经元对输入的反应性。在这种情况下，自发的持续活动成为负责特定行为的回路中建立功能连接的关键促成因素。此外，这种功能的连通性可以被修改，但不会引起相关细胞的平均放电速率的变化。平衡的神经元具有丰富的动态，并在保持适当基线活动水平的情况下，有效地在时间尺度上对外界刺激做出反应。

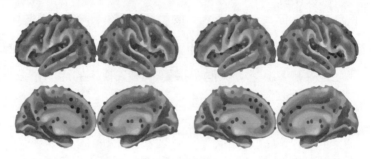

■ **多任务状态（左侧四张图片）下与静息状态下大脑（右侧四张图片）的活性高度相似**

在任务状态与静息状态，大脑中都存在很多激活区域（黑色的原点），反映大脑即使是在静息状态，仍保持较高的活动水平，以实现特定功能。这可能是在自然环境下，人类对环境保持足够警觉性的基础。

图片来源：COLE M W, BASSETT D S, POWER J D, et al. Intrinsic and task-evoked network architectures of the human brain [J]. Neuron, 2014, 83（1）：238-251.

那么，这和我们对大脑能量预算的分析有什么关系呢？值得注意的是，上面讨论的大多是关于神经元输入时的突触活动。因为大脑中能量消耗最高的过程集中在突触部位，这表明大部分正在进行的或基线的新陈代谢都专注于这些部位发生的过程。因此，我们可以假设，在大脑中，其代谢活动的大部分致力于持续的突触过程，并与维持兴奋性和抑制性活动之间的适当平衡有关。维持这种平衡使神经元能够对输入的相关变化作出适当的反应，并建立起特定任务所需的功能连接。因此，我们可以考虑这样一种可能性，即非常高的基线或正在进行的大脑代谢活动，不仅支持维持神经元对大脑短暂且不断变化的功能的适当反应所必需的过程，而且还实例化了一种持续的功能。

总结一下，大脑的大部分能量消耗是用来保持你的警觉性，监控你所处环境中重要的信息，以及管理其他"内在的"活动。我们的大脑在艰难的任务中消耗的能量并不比在简单的任务中消耗的能量多很多。据估计，一个人连续做 8 小时具有认知挑战性的工作，比一个人在同样长的时间里看电视或者小说，仅仅多消耗大约 100 卡路里的热量。

（六）大脑与计算机：哪个更耗能

人类大脑每天消耗 200 至 400 千卡，相当于 10 至 25 瓦的电力。相比之下，这大约是运行一个 100 瓦灯泡所需能量的 10% 到 25%。一台普通的计算机以同样的方式进行同样的计算，所消耗的能量是人脑所消耗能量的 4000 万倍以上。

仅用 10 到 25 瓦的功率，大脑每秒就可以进行 10^{16} 次突触操作。截至 2011 年，在世界 500 强计算机系统中，效率最高的超级计算机每秒只能进行 20 亿次浮点运算/瓦特。这意味着超级计算机需要消耗大脑所需能量的 50 万倍才能完成同样的工作。

10 瓦这个数字可能是"人类只用了大脑的 10%"这一神话的根源。事实上，几乎人类大脑的所有部分在任何时候都在某种程度上运作。大脑有大约 1000 万亿的突触连接，而先进的计算机只有大约 100 万个硅基计算单元。

对大脑中神经元的尖峰活动、血流和新陈代谢之间关系的研究，正在为计算机算法开辟新的思维方式，思考大脑是如何利用大量资源为人类的

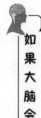

精神活动服务，给予了计算神经科学家无尽的灵感。神经生理学家、理论神经生物学家和认知神经科学家，以及他们的成像设备，都为这项事业带来了重要和独特的视角。

第四节　大脑的消耗（2）——思考能减肥吗

1984 年，世界象棋锦标赛突然被取消，原因是俄罗斯精英棋手阿那托里·卡尔波夫令人担忧的迅速减重、瘦骨嶙峋。在之前的 5 个月和几十场比赛中，卡尔波夫瘦了 22 磅——比赛组织者担心他的健康。

卡尔波夫并不是唯一一个在智力竞赛中身体受到极端影响的人。不过，据报道，自那以后，也没有任何国际象棋比赛选手经历过如此大幅度的减重。据估计，精英选手们在一天内可以燃烧约 6000 卡路里的热量，而他们都不用离开座位。

是大脑吸收了大量的能量吗？这是否意味着更努力的思考是减肥的一条简单途径呢？为了深入研究这个问题，我们首先需要了解一个正常的、不沉迷于象棋的大脑消耗了多少能量。

（一）　大脑的某些区域是否比其他区域需要更多的能量

在大脑中两种主要类型的组织——灰质和白质之间，显然灰质比白质需要更多的能量。白质由轴突束组成，含有大量的髓鞘。髓鞘是一种脂肪物质，它们包裹在轴突周围，以隔离轴突，防止神经元放电时的电力泄漏。由于这种绝缘，白质消耗的能量大约是灰质的 20%—25%。灰质主要由树突、细胞体和突触部位组成。

此外，某些功能的确比其他功能需要更多的能量。负责听觉处理的大脑区域比嗅觉系统或负责记忆的区域需要更多的能量。听力需要非常快速和精确的信号传导——危险的声音不能经受任何方式的延迟。而那些相对缓慢的大脑计算过程，如气味的识别，则没有强烈的能量需求。

（二） 当你思考困难的问题时，你会消耗更多的能量吗

大脑能量消耗最重要的因素是电力。大脑需要通过昂贵的电力来运转——神经元们不停地放电。而且你的大脑永远不会停止运转，即使你晚上睡觉，大脑也会消耗和白天差不多的能量。当你休息的时候，你的神经元也一直在交流，互相更新正在发生的事情。同时，它们经常保持警惕，这也是消耗大量能量的原因。

如果一项特定的任务需要大脑的某个特定区域，该区域的能量需求就会增加。你可以在功能核磁共振成像扫描上看到这种增加——这个区域将会呈现出明亮的红色，因为那里的电路特别活跃。如果你正在和另一个人说话，与处理语言有关的布洛卡区会变得更加活跃。尽管你可能会从功能核磁共振成像上明亮的颜色中得出这样的假设，但实际能量的增加是很小的——最多8%左右。当你走路时，腿部肌肉的能量消耗会比坐着时增加3到4倍。而大脑则不同——无论你是在做复杂的事情，如解决一个复杂的数学问题，还是盯着天空发呆，都需要相对稳定的能量消耗。与大脑作为基线需要的大量能量相比，复杂的运算所带来的增加是很小的。

所以就有了这样一种说法，人们只使用了他们大脑的10%，而灵丹妙药可以打开剩下的90%。然而事实是，你的大部分神经元都很少保持沉默，即使在静息状态，它们也在不断与同伴交流，而当被激活时，它们会立即开始行动，猛烈地放电，甚至放电到让自己力竭。科学家们猜测，它们这样做是为了保持对环境的警觉性，随时能够对危险作出快速响应——毕竟老虎不会等电脑开机之后才发动攻击。

（三）极大的能量需求与极小的能量储备之间的冲突

大脑没有能量储备来应对不时之需。肌肉可以储存过量的碳水化合物，与之不同的是，大脑需要不断地获取氧气和能量才能正常运行。如果大脑的血液供应被切断或中断，如脑卒中或头部受伤，神经元就会开始迅速凋亡。

这是一个缺陷，但却是大脑运作不可或缺的一部分。如果大脑中有储存后备能量的细胞，这些细胞就会占据神经元之间的空间。这将增加电信号传播的长度，并且需要更多的能量。早期生物的神经系统可能拥有这类自动防故障装置，但在数百万年的进化过程中，我们为了效率牺牲了这种后备力量。虽然效率使我们容易受到伤害，但它也允许我们利用大脑复杂的回路进行美妙的运算。

（四）大脑能通过思考燃烧卡路里并减肥吗

首先，当身体处于休息状态时——除了基本的呼吸、消化和保暖，不从事任何活动——大脑会消耗身体总能量的20%到25%，主要是通过摄取葡萄糖的方式进行。换算一下，也就是说，女性和男性平均每天在脑力活动上分别消耗350卡路里和450卡路里。但在童年时期，大脑更加贪婪。对于5—6岁的孩子，大脑使用60%以上的身体能量。这种摄取葡萄糖的习惯实际上使大脑成为身体中能量消耗最高的器官，然而它只占身体总重量的2%。

但如果你希望自己苗条，情况就有点尴尬了。虽然大脑燃烧了大量能量，但在艰巨的脑力任务中，大脑能量消耗的变化是微小的，5%—8%的变化。即使你要让你的大脑一整天都沉浸在困难的精神追求中，这5%的变化加起来也不多。从卡路里的角度来说，这是非常少的，来回踱步可能是更好的选择，你会消耗更多的能量。

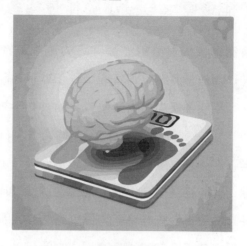

■ 大脑的重量

大脑进行大量的思考并不能额外消耗很多的热量，这条减肥的道路恐怕走不通。

如果我们在做一些需要多种感官共同运作的事情，如学习演奏乐器，那可能需要额外200卡路里的热量——但你要持续8小时学习一种新乐器。同时，即使在这个复杂的乐器学习过程中，大脑持续工作的能力也会随着葡萄糖储存的减少而减弱——从葡萄糖的角度来讲，这种消耗效应使你无法长期维持相同水平的认知表现。而喝可乐或吃一些糖豆可以补充你的葡萄糖，帮助你的大脑恢复全力。但这些食物中的卡路里又会轻易地超过你所消耗的热量。

然而，对于那些整天从事脑力挑战工作的人来说，仍然有可能燃烧部分卡路里。即使你每天只额外燃烧少量的卡路里，理论上讲，这些热量加起来，在50或60年的时间里仍旧是有意义的。所以，每天做复杂的脑力工作，持续几十年，如果你能管住嘴的话，是会瘦一点点的。

（五）在学习时，我能吃更多的糖吗

既然大脑是如此巨大的能量消耗者，这是否意味着我们让这个器官工作得越多，它吸收的能量就越多，燃烧的卡路里也就越多？

从技术上讲，对于认知难度较高的任务来说，答案是肯定的。所谓的"困难"智力任务因人而异，但是一般来说，这类任务可以被描述为"大脑不能轻易解决，或很难利用以前的学习经验，或任务不断变化的情况"。这类活动包括学习演奏一种乐器，或者在激烈的国际象棋比赛中策划创新的走法。

但这种情况也不会持续很久。因为大脑会调整自己的能量策略，以降低在某种高耗能任务中的能量损耗：当你通过训练学习新东西时，你的大脑会进行调整，在任何被训练激活的大脑区域增加能量，但随着时间的推移，当完成这项特定任务时我们已经变得熟练，那么大脑不再需要那么努力地工作来完成它，因此完成这项任务最终将需要更少的能量。

那么，在学习执行一项繁重的脑力任务的早期阶段，我们是否有理由吃含糖的零食来增加能量储备呢？答案是，如果你只是觉得需要糖来振奋心情，那么可以。但如果你相信你的深入思考可以燃烧掉甜食，那么不幸的是，没有。

因为与大脑用于多种任务的巨大整体能量消耗相比，仅仅努力思考所需的能量实际上是相对较小的。大部分大脑内正在发生的事情（各种计算），吸收了大脑能量的大部分，然而这些"引擎盖下的东西"并没有吸引我们的注意力，我们并没有意识到大脑中的大部分活动。事实上，很多这种活动也与唱歌或弹吉他等有意识的活动无关，而与保持稳定的体温、正常的心跳、合理的胰岛素水平等功能相关。换句话说，学习一项新任务或做一些困难的事情实际上并不是大脑工作中消耗能量最多的部分。事实上，当我们学习新事物或学习如何进行新的活动时，与大脑的其他整体能量消耗相比，投入"新的"活动中的能量是相当少的。

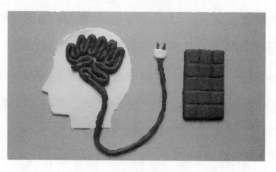

■ **在学习时，我能吃更多的糖吗？**

如果你想通过学习减肥，由于学习并不能消耗大量热量，答案是不行；但如果你想在学习时通过吃糖来获得好心情，并且充分了解糖对大脑的损伤，那么可以一试。

如果这是真的，那么我们该如何解释卡尔波夫变得太瘦而不能参加象棋比赛呢？事实上，压力和焦虑是这种现象的最大驱动因素。在比赛中，选手们要承受持续不断的精神压力，这种压力进而导致他们的心率加快，迫使他们的身体产生更多的能量，以及更多的氧气。这是一种恶性的、破坏性的循环。

压力还会导致睡眠模式的改变和紊乱，进而导致更疲劳。综合来看，这些效果会随着时间的推移燃烧更多卡路里。此外，选手们在比赛期间也会吃得更少，因为他们没有时间或胃口。他们有时必须一次坐 8 个小时，这可能会打乱他们的常规饮食模式。舞台演员和音乐家也可能经历类似的能量损失，因为他们经常处于高压力下，吃饭时间也被打乱了。

因此，结论是可悲的，仅仅思考并不能让我们变得苗条。但当你下次发现自己缺乏灵感时，多吃一块巧克力可能有点用处。

六、从这里下山——"在过去的一万年里，人类大脑的平均体积已经缩小了"

那么，为什么我们的大脑没有变得更大呢？这可能是因为我们已经达到了一个临界点——生育大头孩子的危险开始超过了拥有更大大脑的好处。或者这可能是一种收益递减的情况。

首先，我们的大脑非常饥饿，非常能吃，食物在被大脑高速燃烧。进一步变大的大脑，就对能量的要求越来越高。科学家将大脑比作一辆跑车，跑车跑得越快，消耗的燃料就越多，甚至对燃料自身的品质要求也越高。

详细地讲，加快大脑速度的一种方法就是进化出每秒可以发射更多信号的神经元——让神经元放电的频率再度增加，更快，更快。但是，为了让我们神经元的"时钟频率"增加 10 倍，我们的大脑需要以博尔特在 100 米短跑中双腿燃烧能量的速度燃烧能量。相比之下，奥运会游泳名将菲尔普斯每天摄入的 1 万卡路里的热量就相形见绌了。

我们大脑体积的增长，不仅在大约 20 万年前停止了，在过去的 1 万到 1.5 万年间，人类大脑的平均体积与我们的身体相比已经缩小了 3% 到 4%。一些人认为这没什么好担心的，毕竟，大小并不代表一切，大脑完全有可能进化出更好地利用更少的灰质和白质的机制。这似乎也与一些基因研究相符，这些研究表明，我们大脑的连接比过去更有效率了。

然而，另一些研究者们则认为这种萎缩是我们总体智力略有下降的迹象。他们认为，一旦复杂的社会结构发展起来，智力较低的人就可以依靠聪明的同伴生存，而在过去，他们可能会死去，或者至少找不到配偶。这种想法有点惹人发笑。

无论如何，这种下降很可能会持续下去。目前的研究发现，当然你也可能在生活中有所察觉，越聪明的人越少要孩子。与以往任何时候相比，智力和经济上的成功都与拥有更大的家庭没有联系，否则世界首富就会有500个孩子了。

2010年的一项研究得出结论，如果排除移民的影响，这种进化效应导致美国每一代人的智商下降了0.8%。然而，先天因素和后天因素同样重要，即使这种基因效应是真实存在的，它也被改善的医疗保健和教育所弥补。在20世纪的大部分时间里，智商测试的结果显示了人类智商的稳步提高。

看水晶球永远是一件危险的事情，我们无法知道人类在未来几千年将面临的挑战是什么。我们的大脑是继续"退化"，还是"蓬勃前进"，我们都不知道。

第三章

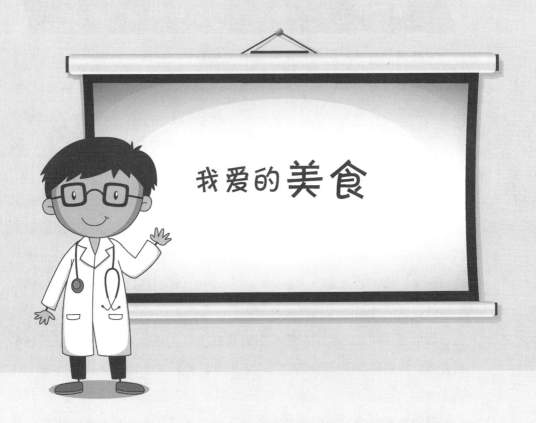

我爱的**美食**

　　水果糖，有时闻起来像热带水果，如椰子、芒果、香蕉；有时闻起来像红色水果，如葡萄、樱桃、覆盆子或草莓；当然也有闻起来像无花果、枣子、李子或葡萄干。

　　巧克力，柔美的甜味。有时候，准确地说出巧克力的味道是很难的，所以人们说："这巧克力的甜味在我舌头上的感觉，就像天堂。""巧克力狂"有点像酒鬼。然而，这个人不是对酒精上瘾，而是对巧克力上瘾。如果你发现自己一直渴望它，而且离不开它，这是一个很好的描述自己的方式。

　　甜点，松软的甜蜜。全世界的人民都热爱享用甜点，甜点因其浓郁、丰富的口味而受到人们的喜爱，如饼干和蛋糕。

　　我们喜欢甜食，我们知道不应该吃太多糖果、冰淇淋、饼干、蛋糕和喝含糖汽水，但有时它们是如此难以抗拒，就好像我们的大脑天生就想吃这些食物。

　　说到对食物的渴望，你可能会分为以下情况：你可能喜欢饼干或巧克力之类的甜食；或者你可能想吃一大袋薯片或咸椒盐卷饼；也许你两者都渴望。人类渴望糖和盐的原因有一部分是生理的，一部分是心理的，还有一部分是受我们所处的环境影响的。

　　你的身体靠糖来运转——确切地说，是葡萄糖。这种最早从葡萄中分离出的一种单糖，是我们身体的几乎所有细胞——包括脑细胞（神经元）

获取能量的主要来源。

（一）重要的糖

这是一个必须澄清的事情，我们的大脑每天都需要糖来运转。脑细胞需要的能量是身体其他所有细胞的两倍，而这种能量主要来自葡萄糖。糖是我们大脑中的"汽油"，糖不是大脑的"敌人"。

人体内所有的细胞都用葡萄糖作为能量。大脑是如此之多的神经细胞的家园，它最终会利用体内大部分的葡萄糖作为燃料——大脑使用了身体葡萄糖的 60%。

饮食中碳水化合物的主要功能是为身体，尤其是为大脑提供能量和燃料。碳水化合物在体内被分解成葡萄糖，然后被用作能量。复合碳水化合物在身体系统中分解较慢，但与简单碳水化合物相比是更为渐进的能量来源，会导致血糖和能量水平上升。复合碳水化合物包括富含纤维的食物，如豆类、淀粉类蔬菜和全谷物。人体每天摄入的热量有 40% 到 60% 来自碳水化合物。

在过去的 30 年里，发育神经生物学家在确定大脑发育的基本原理方面取得了巨大的进展。这项工作改变了我们思考大脑如何发展的方式。30 年前，主导模式是强确定性的，即大脑和行为发展之间的关系被认为是单向的，大脑成熟使行为发展成为可能。现代神经生物学方法的出现提供了压倒性的证据，证明是遗传因素和个体经验的相互作用引导和支持了大脑的发育。大脑在缺乏关键的遗传信号的情况下不能正常发育，在缺乏必要的环境输入的情况下也不能正常发育。

大脑功能，如思维、记忆和学习，与葡萄糖水平和大脑使用这种燃料的效率密切相关。如果大脑中没有足够的葡萄糖，大脑的化学信使——神经递质就不会产生，神经元之间的通信就会被迫中断。此外，低血糖可导致大脑功能受损，并导致注意力和认知功能不良。这就是为什么全麦面

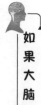
包、燕麦片、糙米和爆米花等健康的碳水化合物可以帮助你保持最佳的精神状态。当你没有摄入足够的碳水化合物时，你的身体就会产生一种叫作酮的物质来为你的大脑提供能量。然而，过量的酮类物质会导致恶心、口臭甚至肾衰竭等不良反应。

不过，这不是碳水化合物影响大脑功能的唯一方面。吃碳水化合物会使大脑产生血清素，血清素是一种参与情绪调节、食欲控制和睡眠周期的激素。这可能是碳水化合物被认为是"舒适食品"的原因之一，也是当你感到烦恼或压力时，你可能渴望富含碳水化合物的食物的原因之一。

大脑需要葡萄糖才能运转，即使是那些严格遵循生酮饮食的人也需要一些葡萄糖，或碳水化合物——但在各国典型的饮食中，身体得到的糖远远超过它需要的，常常是世界卫生组织建议的每天 25 克的 3 倍多。说到糖，至少对于大脑，并不是越多越好。

（二）历史中的糖

在进化上，人类的原始祖先是食腐动物。迄今为止，在灵长类动物中，人类胃的 pH 与大多数食肉动物和杂食动物相比，更类似于食腐动物的胃。这主要与早期人类的进食习惯有关。总的来说，早期人类为了抵抗食物中的各种有害细菌和病原体，并更快地消化食物，胃酸浓度比较高，而这个特点正与食腐动物相同。从人类开始使用工具和火之后，食物质量逐渐提高，与各种细菌和病原体的接触也减少了，但这种胃酸水平却保留了下来，并且可能支持人类作为杂食动物的多种饮食习惯。

在人类历史早期严酷的环境中，含糖食物是很好的能量来源，所以我们在进化过程中会觉得甜食特别令人愉悦。而苦味和酸味的食物可能是未熟的、有毒的或腐烂的，进而可能导致疾病。为了把人类生存的概率最大化，我们有一个优越的大脑系统，它让我们喜欢甜食，因为甜食是身体能量的重要来源。

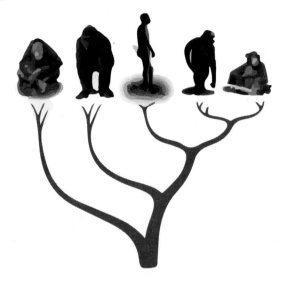

■ 灵长类动物进化示意图

在进化的漫长历程中，灵长类动物都保留了对糖的喜爱。

当品尝甜食时，大脑的奖励系统——中脑边缘多巴胺系统——会被激活。多巴胺是一种由神经元释放的大脑化学物质，可以给出事件是否积极的信号。当奖励系统启动时，多巴胺会强化这种得到奖励的行为，使人们更有可能再次执行这些行为。吃糖产生的多巴胺的"冲击"促进了对吃糖这种行为的快速学习，鼓励人类先祖优先寻找更多的甜蜜食物。

但今天的环境充满了甜的、富含能量的食物，人们不再需要去寻找这些特殊的含糖食物——它们无处不在。但不幸的是，大脑在功能上仍然与我们的祖先非常相似，而且它真的很喜欢糖。那么，当我们过度摄入糖时，大脑会发生什么变化呢？

（三）糖能重塑大脑吗

即使我们不需要食物来为身体提供能量，但很多人仍会对食物渴望，尤其是当人们面临压力、疲惫，或者只是在蛋糕店里面对诱人的蛋糕时。

你知道吗，某些食物，比如糖，会引发一系列的大脑变化。糖会让人上瘾，并通过释放多巴胺来影响大脑，而多巴胺的释放会导致上瘾。当对糖的渴望失去控制时，有可能大脑已经被糖改造了、塑造了、攻陷了，让它渴望更多的糖。

大脑具备强大的神经可塑性，不断地重塑和重新连接自己。这种重新连接可以发生在奖励系统中。如果通过药物或吃大量含糖食物反复激活奖赏通路，会使大脑适应频繁的刺激，从而产生耐受性。对于甜食来说，这意味着我们需要吃更多的糖，才能获得同样的满足感——这是上瘾的典型特征。此时，脑需要糖，需要更多的糖。

食物成瘾在科学家和临床医生中是一个有争议的话题。为了抵抗欲望，我们需要抑制我们沉溺于这些美味食物的自然反应。抑制性神经元网络对控制行为至关重要。这些神经元集中在前额叶皮层，这是大脑中参与决策、冲动控制和延迟满足的关键区域。

抑制性神经元就像大脑的刹车，不断释放抑制性化学物质 GABA。在老鼠上进行的研究表明，吃高糖食物可以改变抑制性神经元的活性，长期吃糖的老鼠控制自己行为和做决定的能力会较差。这表明，我们吃的东西会影响我们抵抗诱惑的能力，这也可能解释了为什么改变饮食习惯对人们来说如此困难。调查研究也显示，那些经常吃高脂肪、高糖食物的人，即使在不饿的时候，他们对零食的渴望也很高。

经常吃高糖食物会增强食欲，形成一种想吃越来越多高糖食物的恶性循环。

（四）糖对大脑的损害

近 10 年的调查报告显示，肥胖人口数在全球范围内增加。例如，2016

年发表在医学杂志《柳叶刀》的一项关于 1975 年到 2014 年的全球成年人体重状况的调查报告显示：在 40 多年以来，全球肥胖人口数从 1.05 亿人增长到 6.41 亿人，其中男性的肥胖率从 3.2% 升至 10.8%，女性的肥胖率从 6.4% 升至 14.9%。数据还显示，全球成年人中的肥胖人口数已经超过体重偏瘦者。可见，过多摄入糖类及其他高升糖指数的碳水化合物类食物，与肥胖的相关性非常明确。

你可能听说过吃糖对你的健康有害，但是你确切知道它对你的大脑有害吗？食用易于快速消化的碳水化合物，如面粉、糖和水果，身体葡萄糖含量会急剧增加，会导致胰岛素同样强烈地增加，以帮助葡萄糖（血糖）恢复正常。葡萄糖波动也发生在大脑内部，因为大脑中的葡萄糖与血液中的葡萄糖密切相关，所以成比例地增加或减少。

各种形式的糖，从水果中的天然糖到人造的玉米糖浆，都会对大脑造成各种破坏：破坏的范围从相对较小（如能量崩溃）到严重（如导致阿尔茨海默病）。但是，究竟为什么糖如此危险呢？它对大脑有什么作用？有没有一种更好的方式来获得身体所需要的能量，同时又不会对大脑产生不良反应呢？

1. 糖会破坏记忆的形成

除了中脑边缘多巴胺系统，另一个受高糖饮食影响的大脑区域是海马体——一个关键的记忆中心。实验表明，吃高糖食物的老鼠不太能记住它们之前是否在特定地点待过，以及它们是否见过某些物体。糖引起的海马体的变化既导致新生神经元的减少，也导致与炎症有关的化学物质的增加。新生神经元对记忆编码至关重要。另一项对老鼠进行的研究发现，高糖饮食会减慢大脑的运算速度，从而阻碍学习和记忆。研究中还发现，摄入过量果糖的老鼠，其大脑突触活动受损，这意味着脑细胞之间的通信受损。

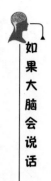

同时，糖含量高的饮食会减少脑源性神经营养因子的产生。没有脑源性神经营养因子，大脑就不能形成新的记忆，就不能学习或记住新的事件。脑源性神经营养因子的水平在葡萄糖代谢受损的人群中尤其低，如糖尿病患者和糖尿病前期患者。换句话说，长期食用糖会降低脑源性神经营养因子，而大脑化学物质水平的降低会导致胰岛素抵抗，从而导致 2 型糖尿病和代谢综合征，最终导致一系列其他健康问题。一旦发生这种情况，你的大脑和身体就进入了一个恶性循环，很难逆转。

进一步说，低脑源性神经营养因子水平与抑郁症和阿尔茨海默病有关。低脑源性神经营养因子也是一些退行性疾病的确凿致病因素。脑源性神经营养因子水平的降低对大脑来说是个坏消息，而长期摄入糖是最严重的诱发因素之一。

2. 由糖引发的激素变化和情绪不稳定

胰岛素是一种激素信号，它会影响许多其他激素。当胰岛素升高或降低时，许多激素也会升高或降低。用橙汁或玉米片开始你的一天——精制的碳水化合物会导致葡萄糖的上升，胰腺会立即开始释放胰岛素到血液中，把血液中不需要的糖分排出，送到你的细胞中。过了一小会儿，你可能会感到饥饿或疲劳，因为血糖在下降。

血糖水平的快速下降被身体视为一种潜在的危险或紧急情况，所以身体会释放一些激素来保持血糖在正常水平。这些激素是皮质醇和肾上腺素的混合物。大多数人在他们的正餐和零食中摄入精制碳水化合物，这导致了昼夜激素水平的巨大波动。这意味着能量水平和情绪的波动，进而可能引发焦虑或失眠。麻烦可能在机体内部，但人们没有意识到，因为看不到任何外在症状。

3. 糖会促进氧化和炎症反应

很多慢性疾病可能是由高血糖引起的自由基氧化反应和局部炎症导致的。什么是自由基呢？我们的细胞需要通过化学反应将含糖食物转化为能量，而这需要氧气分子在消化过程中将食物分解成"自由基"。自由基可以与还原物质反应，进一步产生能量（ATP），一定量的自由基是正常和必要的，这是能量生成的中间过程，同时，我们的身体已经用内部抗氧化剂武装了自己，来清除多余的自由基。正常情况下，这应该足以保持氧化力和抗氧化力的平衡，防止细胞内的损伤。

高糖食物和饮料一次性地提供了过量的葡萄糖，产生的自由基超过身体内部抗氧化剂的能力。过度氧化与抑郁症、躁郁症、精神分裂症和强迫症有潜在联系。部分研究者认为，解决氧化问题的办法是食用富含抗氧化剂的水果和蔬菜，使身体系统恢复正常平衡。然而，大多数植物抗氧化剂都很难被身体吸收，科学家仍然不确定植物抗氧化剂是否对身体那么有益。

而炎症是什么？人体内的免疫系统通过炎症反应来应对氧化损伤的。显微镜下的炎症是这样的：当细胞处于痛苦状态时，它们会寻求炎症细胞因子的微小帮助，如 IL-6 和 TNF-α。但炎症细胞因子可能会导致大脑细胞的损伤，并通过扰乱血清素、多巴胺和谷氨酸的正常生产，导致大脑化学失衡。

许多研究试图通过使用抗炎药治疗情绪和精神障碍。但其实只是开始减少精加工的食物，尤其是糖的摄入，不仅能够缓解氧化和炎症症状，在药物成本和可能导致的不良反应方面，也是不错的选择。

4. 糖和暴食

暴饮暴食、记忆不良、学习障碍、抑郁，研究表明，这些与过量摄入糖有关。我们直觉上知道糖和肥胖是有联系的，因为糖含有大量的卡路里，但是为什么吃含糖食物会让我们想吃更多的糖，确切原因直到最近才被很好地理解。

目前的研究表明，长期摄入过量的糖，会减弱大脑抑制食欲的机制，这是通过减少大脑中促厌食的催产素系统的活动来达到的，该系统负责发出红色的"饱了"的信号，以防止暴食。当大脑中的催产素细胞被过度摄入的糖所削弱时，吃饱的信号就不能正常工作了，人们开始要求吃第二份或第三份，并在午夜寻找零食。

很多人都被添加过量糖的加工食品严重损害，而损害是从大脑开始的。残酷的是，并不是很多人看到了过多的糖的摄入所引发的级联反应对大脑造成的影响。

（五）糖瘾是真实存在的

"刚开始的几天有点难熬，"一位戒糖的志愿者说，"感觉就像在戒毒一样。我发现自己吃了很多碳水化合物来弥补糖的缺乏。"每个人都知道大脑很容易对海洛因或可卡因等物质上瘾，但事实证明，糖也会让人上瘾。

成瘾有四个主要特征：暴饮暴食、戒断反应、渴求和交叉敏感。交叉敏感是指一种成瘾物质会使成瘾者对另外一种物质上瘾。所有这些特征都在动物的糖成瘾模型中被观察到——对糖上瘾，以及对药物滥用上瘾。

和药物一样，糖会刺激伏隔核释放多巴胺。长期来看，过度的糖摄入实际上改变了中脑和额叶皮质的基因表达和多巴胺受体的可用性。糖会增加多巴胺 D1 受体的浓度，并抑制多巴胺转运体的功能。这意味着，随着时间的推移，需要更多的糖来激活中脑多巴胺受体。大脑对糖变得耐受，那么，达到同样的"糖兴奋"程度就需要更多的糖了。

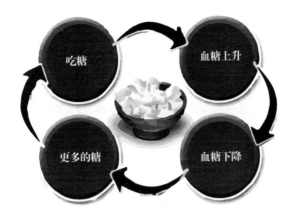

■ 糖瘾循环

糖瘾是一个恶性循环：吃糖—血糖飙升—血糖迅速下降—渴求更多的糖。

在最近的一项研究中，研究人员使用功能磁共振成像来研究参与者在吃了一顿高升糖指数食物和一顿低升糖指数食物后大脑的变化。研究人员发现，在吃完高升糖指数食物后，大脑中负责奖励和渴望的区域活动水平明显更高。他们还发现，吃了高升糖指数食物的参与者报告说他们的饥饿感反而增加了。简而言之：参与者吃了糖，激活了大脑的奖励中心，结果，大脑开始渴望更多的糖。当人们感到饥饿时，会倾向于吃更多的高升糖指数食物，然后就会再次开始这个循环。换句话说，这是上瘾的秘密。

（六）糖瘾的戒断症状也是真实存在的

尽管很多研究是在啮齿类动物身上进行的，但同样的进程也发生在人类大脑中。对糖的这种渴望从未停止过，而且更多是心理上的。

在 2002 年进行的一项研究中，研究者们观察了经历了典型的糖依赖程序的老鼠，其随后经历"糖戒断"的反应。戒断导致了身体问题，包括牙齿打颤、爪子颤抖和摇头。其他戒断实验也报告了类似的结果，糖戒断的鼠类在强迫游泳测试等任务中表现出了抑郁样行为，糖戒断的老鼠被放

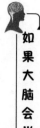

在水里时，更有可能表现出被动的行为，如漂浮，而不是主动的行为，如试图逃跑，这表明了动物的无助感或抑郁。

此外，戒糖也与冲动行为有关。在实验中，老鼠被训练通过推动一个杠杆来获得水。在训练结束后，这些动物回到自己的笼子里。它们被分为两组，一组可以得到糖溶液和水（实验组），一组只能得到水（对照组）。30天后，当老鼠们再次有机会按下控制杆索取水时，那些糖依赖的老鼠比对照组老鼠更多地按下控制杆，表明它们有冲动样行为。

当然，这都是极端的实验。人类一般不会12个小时不吃东西，然后在一天结束后又任由自己狂喝苏打水、吃甜甜圈。但这些啮齿类动物的研究确实让我们了解了糖依赖、戒断和行为变化的神经化学基础。

经历了近年来节食节目和畅销书的轰炸，我们已经对"减肥"这个概念玩味了很长时间，但糖瘾的概念仍然是一个鲜有提及的话题。就像任何瘾一样，当停止摄入大量的糖时，大脑和身体也会经历戒断反应。糖在各国的饮食中无处不在。

如何降低糖的摄入？世界卫生组织建议每日糖的摄入量，应限制在每日卡路里摄入量的5%，也就是25克（6茶匙）以下。考虑到成年人平均每天消耗85克（20茶匙）糖，这对很多人来说是一个很大的饮食挑战。

不过，好消息是，大脑的神经可塑性允许大脑在减少糖摄入，并持续一段时间后，在一定程度上重置大脑的状态，并且体育锻炼可以强化这一过程。富含不饱和脂肪酸的食物，如鱼油、坚果和种子，也有神经保护作用，可以促进形成新的神经元。

虽然改掉吃甜点或喝双倍糖的咖啡的习惯并不容易，但你的大脑会感谢你采取了积极的步骤。第一步往往是最困难的，随后，这些饮食习惯的改变通常会变得更容易和舒适。

你有没有注意到，一顿高碳水化合物的午餐会让你感到懒散？或者中午吃高蛋白的食物会让你整个下午都更清醒？脑细胞通过神经递质这种化学信使相互交流，而神经递质通常是由蛋白质的组成部分氨基酸所组成。

除了水，蛋白质构成了人体的大部分重量。肌肉、器官、头发、指甲和韧带都是由蛋白质组成的，所以蛋白质为什么是饮食的重要组成部分，显而易见。

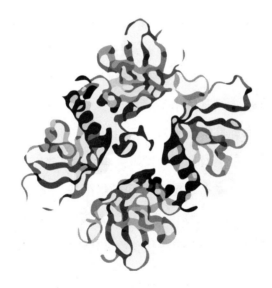

■ **蛋白质的 3D 结构示意图**

早期的营养学家认为蛋白质是维持身体结构的最重要的营养物质，因为人们普遍认为"肉能生肉"。

但是在大脑方面，蛋白质的功能就变得更加复杂了。大脑及其蛛网状神经元本质上虽然是由脂肪构成的，但它们通过我们吃掉的蛋白质相互沟通。引起化学变化并控制身体所有活动的激素和酶都是由蛋白质组成的。

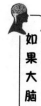
生命的产生、存在和消亡，无一不与蛋白质有关，蛋白质是生命的物质基础。

（一）关键数字：蛋白质与20种氨基酸

蛋白质的基本构成单元是氨基酸。从理论上说，氨基酸的种类可以是极其大量的，但事实上，构成蛋白质的氨基酸只有20种。是的，不是几十种，也不是几百种，只要20种氨基酸，就能构成所有的蛋白质！这20种氨基酸包括甘氨酸、丙氨酸、缬氨酸、亮氨酸、异亮氨酸、甲硫氨酸（蛋氨酸）、脯氨酸、色氨酸、丝氨酸、酪氨酸、半胱氨酸、苯丙氨酸、天冬酰胺、谷氨酰胺、苏氨酸、天冬氨酸、谷氨酸、赖氨酸、精氨酸和组氨酸。

生命如此复杂，而构成生命的氨基酸却只有20种。把这20种氨基酸以不同的顺序串在一起，会产生各式各样的蛋白质。蛋白质的长度从几百个氨基酸串到几千个氨基酸串不等。

而所有的生命都是由几十万种蛋白质的不同组合构成的。人体内有大约8万种蛋白质。在不同的实验室研究中，对人类蛋白质的估计数量大致相同。其他形式的生命各自含有不同数量的蛋白质。但是，所有的生命，无论是动物、植物、微生物还是真菌，都借由蛋白质发挥重要的生理功能，只是，人类含有一些与植物和动物非常不同的蛋白质，这不足为奇。

（二）蛋白质：身体和大脑的共同渴求

在大脑和身体的其他不同部位，燃料的来源和偏好有很大差异。在心脏中，游离脂肪酸是首选，除非有损伤和激素变化发生（激素影响心脏功能和燃料偏好）。在肌肉中，蛋白质（以及其中的氨基酸）、脂肪酸和碳水化合物都被不断消耗，尽管每种消耗多少与所从事的活动有关，但确定的是，肌肉比其他任何组织都更需要蛋白质。对于运动员来说，更是如此。

如果运动员身体合成蛋白质的速度超过了由训练或竞争造成的蛋白质分解的速度，那么他就更可能保持健康和良好的肌肉张力。

蛋白质是肌肉生长的重要条件，健身需要蛋白质，大脑同样需要蛋白质，但这并不是"常识"。事实上，对大脑能量的传统解释，让很多人相信大脑几乎完全依赖葡萄糖生存。这在很大程度上是基于这种常见的说法：大脑只占总体重的2%，却消耗了总葡萄糖的20%。的确，目前的研究表明，在正常的休息状态下，每分钟每100克脑组织消耗约5.6毫克葡萄糖。这是大量的葡萄糖，且随着伤病的增加，这个数字肯定会增加。

基于这样的说法，简单的假设就变成了大脑主要依靠糖来生存，因此碳水化合物是大脑功能的关键。虽然在某种程度上这是真的，但它极大地简化了其他化学物质参与大脑和身体的新陈代谢的复杂情况，不仅忘记了线粒体需要微量元素、维生素和矿物质，还忽视了其他营养素，如蛋白质和脂肪，它们是必要的生物能源，更不用说一大堆其他的关键进程，像蛋白质和脂质合成、细胞的构建等。

大脑主要由水和脂肪酸组成。它的确依靠稳定的葡萄糖来提供能量，每天消耗大量的这种单糖。但大脑是一个挑剔的食客。虽然蛋白质不能直接为大脑提供能量，但它可以为健康的大脑功能创造必要的通道。所有的蛋白质，无论来自植物还是动物，都含有氨基酸——你的大脑用来构建神经递质的原材料。神经递质对大脑功能至关重要，因为它们允许大脑中的单个细胞与其他细胞进行交流和连接。当你摄入蛋白质时，你的身体会把它分解成单独的氨基酸，如色氨酸、酪氨酸和苯丙氨酸，它们会以不同的方式影响认知和情绪。

不同的食物会影响大脑中占主导地位的神经化学物质，从而影响人们的感觉。碳水化合物会让人们感到疲劳，因为它们提高了大脑中色氨酸的分泌，而色氨酸反过来刺激大脑产生镇定神经递质——血清素。血清素对

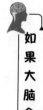

正常的睡眠、学习、血压和食欲等功能都很重要。而食用蛋白质会提高酪氨酸的分泌水平，这种氨基酸会促使大脑制造去甲肾上腺素和多巴胺，与血清素不同的是，去甲肾上腺素和多巴胺能提高大脑警觉性和活跃度，让人保持活力。

（三）蛋白质与儿童的大脑功能

孩子的大脑需要蛋白质才能正常运转。高质量的蛋白质将帮助孩子的大脑健康地生长和发育。出生后，孩子的大脑就在持续进行学习，大脑会告诉孩子的身体该做什么，如运动肌肉、呼吸，以及适当的心跳频率，所有这些行为都需要蛋白质。

虽然在孩子出生时，他就拥有了未来一生所需要的几乎所有脑细胞，但这些细胞之间的连接是极其不充分的。当孩子们接触到周围的世界时，如听到他的名字，看一幅画或者触摸一个玩具，神经元之间就会产生联系。当孩子 3 岁的时候，他的大脑中已经形成了以万亿来计量的神经连接——蛋白质帮助了这些连接的构建——通过神经递质，如色氨酸有助于生成神经递质 5-羟色胺，酪氨酸有助于生成神经递质去甲肾上腺素。蛋白质还能使神经递质保持良好的工作状态。

蛋白质在大脑发育过程中也很重要。蛋白质是脑细胞内部和周围结缔组织的组成部分。它们还会参与生成新的神经细胞，帮助孩子的大脑生长。一个极端的例子是 *ASPM* 基因突变。当 *ASPM* 基因发生突变时，会导致蛋白质缺失，人脑尺寸将减少 50%，变得与黑猩猩的大脑尺寸相近。患有小头症的儿童可能出现多动症、侏儒症、癫痫、运动功能延迟或语言障碍等症状。引起小头畸形的通常是基因异常，而不是饮食。怀孕期间的其他情况，如吸毒或酗酒、水痘或风疹也会导致婴儿小头症。

蛋白质还帮助孩子的大脑进行清晰的思考，集中精力学习。儿童饮食中的蛋白质不足在贫穷国家的儿童中很常见。研究表明，患有慢性蛋白质营养不良的儿童在学校会出现智商低、考试成绩差、行为问题、记忆力差和其他认知缺陷等问题。这些孩子的饮食中普遍缺乏足够的蛋白质和热量。

（四）缺乏蛋白质会造成哪些影响

缺乏蛋白质，对身体和大脑的影响是广泛而深远的，包括但不限于：

（1）影响婴儿早期大脑发育。蛋白质是大脑早期发育的重要组成部分。神经元可能大部分是脂肪，并以葡萄糖为燃料，但它们利用蛋白质彼此沟通，以控制整个身体的行动。酶、神经递质和激素都是由蛋白质组成的，它们携带信号并帮助完成大脑指示的任务。蛋白质是胎儿和婴儿出生后大脑发育的重要营养素。缺乏蛋白质将导致大脑变小、神经元减少、RNA 和 DNA 含量降低，以及神经递质浓度降低。

（2）影响情绪、食欲和精力水平。食物确实会影响大脑，改变情绪。蛋白质缺乏会减缓发育，降低认知功能。缺乏蛋白质会消耗大脑中控制情绪、食欲和能量水平的化学物质。蛋白质缺乏也与抑郁、焦虑、多动症、癫痫和某些自闭症相关。

（3）通过神经递质，使身体感到疲劳。密集的碳水化合物大餐会增加大脑中的色氨酸水平，让人们感到懒散和疲倦。色氨酸促进血清素的产生，血清素是一种镇定神经递质，与食欲、血压、学习和睡眠有关。而富含蛋白质的食物会让人们感到警觉和精力充沛，因为酪氨酸的水平会随着蛋白质的摄入而上升。酪氨酸促进去甲肾上腺素和多巴胺的产生，这两种神经递质可以促进活动和警觉性。

当然，摄入过多的蛋白质也会导致不平衡，从而导致身体的其他问题。大脑虽然会因为蛋白质而保持警觉，但它也需要碳水化合物来提供能量。此外，摄入过多的酒精、加工过的糖和咖啡因可能影响神经递质的活动。

（4）损害激素的产生。许多激素是由脂肪构成的，但也有一些是由蛋白质构成的。激素是一种比神经递质更慢的交流形式，但它们在维持健康方面非常重要。缺乏蛋白质，身体就无法生产必需氨基酸来制造这些激素。

（5）使大脑的清醒状态减少。当蛋白质储备过低时，大脑生存机制就会发挥作用，大脑下丘脑区域的一组重要的神经元——食欲素神经元的活性就会增加。食欲素神经元，或下丘脑分泌素，是大脑的能量传感器，负责感知大脑三磷酸腺苷的水平，而三磷酸腺苷是体内能量的主要来源，当体内吸收、分泌、肌肉收缩及进行生化合成反应等需要能量时，三磷酸腺苷即分解成二磷酸腺苷及磷酸基，同时释放出能量。如果体内的三磷酸腺苷处于危险的低水平时，生存协议将被激活，其中一个方面就是减少清醒状态。也就是说，当三磷酸腺苷水平较低时，食欲素系统就会开始工作，使身体停止工作，然后进入睡眠状态。睡眠是一种关键的生存机制，它可以将资源重新分配到重要的功能上。如果现有的三磷酸腺苷仅够维持呼吸和心脏功能，那么大脑的清醒就会消失。

结论是，大脑和身体都需要蛋白质，最好是有机蛋白质。如果身边的人有健康问题，考虑补充一下蛋白质。

（五）为了健康，应该只吃蛋白质吗

蛋白质重要，并不是说只吃蛋白质就能在工作中保持年轻、健康和清醒。你的身体和大脑仍然需要碳水化合物、优质脂肪、大量的维生素、矿物质和抗氧化剂，以保持在最佳水平上运作。

事实上，大多数人吃的蛋白质远远超过他们的需要。虽然大多数人也吃了太多的碳水化合物，尤其是加工过的碳水化合物，但这些碳水化合物会干扰血糖，还会损害大脑，但如果采用完全不含碳水化合物的蛋白质饮食，可能对身体的弊大于利。平衡是身体所需要的，所有营养素——脂肪、蛋白质和碳水化合物的良好配比，才是健康的来源。

不过我们仍旧应该谈一谈最佳的蛋白质来源。既然蛋白质缺乏会影响大脑和整体健康，而过多的动物蛋白又会对肾脏造成一定的压力，并产生超过身体想要或需要的脂肪，那么还有其他的蛋白质来源吗？

首先，蛋白质的摄入量必须有保障。4岁以上的儿童摄入的卡路里中，10%至30%应该来自蛋白质。高质量的蛋白质来源包括蛋类、肉类、家禽、鱼类、豆类、坚果和乳制品。在每一餐中提供孩子需要的蛋白质食物，以确保他们能够吃到足够的营养，满足大脑和身体生长的需要。

其次，很多植物也富含蛋白质，并能减少肾脏的压力。坚果、种子、豆类和一些全谷物都是健康蛋白质的优良来源。

再次，碳水化合物也很重要，但应尽可能多地来自新鲜水果、蔬菜和天然食品，而不是通过糖果、软饮料和加工食品获取。

最后，混合你的蛋白质来源。说到营养，品种很重要。你的身体需要各种必需氨基酸的组合来产生肌肉、结缔组织、激素、酶和神经递质。我们的身体不会像储存脂肪那样储存蛋白质，虽然它会让蛋白质在血液中循环好几天。

因此，每周都要混合摄入各种蛋白质，以获得身体的必需氨基酸。虽然不必在每餐中混合搭配蛋白质，但多样化仍然是首选。给大脑和身体合适的构造材料，它们就会自己照顾自己。

（六）压力、睡眠和蛋白质合成

饮食并不是平衡体内蛋白质的唯一保障，精神和情绪状态也影响大脑的健康。

一方面，压力会消耗神经递质。即便人们已经摄入了足够的氨基酸、维生素和矿物质来制造它们，压力的影响也是显著的。在长期压力下，身体会分泌更多的皮质醇。尽管我们需要皮质醇来维持正常工作，但过多的皮质醇会影响身体健康。

如果的确不能摆脱那些带来压力的事件，那么就找一些能帮助释放压力的活动吧。很多人保持一两个爱好是为了远离压力，在生活中创造平衡，也有人选择锻炼来降低压力，包括瑜伽、太极、冥想、跆拳道、跑步、骑自行车，甚至呼吸练习。当你感到疲劳和困倦时，爱好和锻炼可以帮助身体和大脑保持快乐、警觉和精力充沛。

另一方面，睡眠则会影响大脑中蛋白质的合成。睡眠是日常生活的重要组成部分，人们花费了大约三分之一的时间去睡觉。高质量的、正确时间的睡眠，如同食物和水一样，对生存至关重要。没有睡眠，大脑无法形成或维持记忆，而且很难集中注意力并快速反应。

睡眠对许多大脑功能都很重要，包括神经元之间的交流。事实上，大脑和身体在睡觉时非常活跃，睡眠起到"家政"的作用，可以去除大脑在清醒时积聚的毒素，并"修补"身体。

睡觉时，大脑的蛋白质合成会增加。内质网是一个大型的细胞器，它根据信使 RNA 的指令合成和折叠蛋白质——那些用于神经元生长、修复和可塑性的蛋白质。内质网的能力，特别是在新的蛋白质折叠过程中，是有限的，超载会导致细胞死亡。睡眠不足，将影响内质网防止超载的信号，影响新的蛋白质合成，而长期睡眠剥夺将造成神经元损伤。

然而现实并不如意。由于工作时间的延长，以及各种娱乐和其他活动的增加，人们得到的睡眠往往比他们需要的少。许多人觉得他们可以在周末"弥补"错过的睡眠。但是，根据人们睡眠缺乏程度的不同，仅仅周末睡得更久仍远远不够。

（七）对食物的渴望

蛋白质缺乏不仅发生在贫穷地区，它也可以影响富裕地区的人们。由于流行的饮食理念或商业的影响，人们有时会被诱导作出糟糕的饮食选择。纯素食者也很容易缺乏蛋白质，因为他们很少或不吃肉类和奶制品。

当膳食中蛋白质含量低或不足时会发生什么？大量的补偿性行为会出现在身体和大脑中。在局部，肌肉萎缩或分解代谢开始：肌肉组织被分解、消耗，作为紧急燃料来源，而新蛋白质的合成减慢。换句话说，蛋白质合成和蛋白质分解的权重被逆转，肌肉开始萎缩。

蛋白质合成和蛋白质分解之间的不平衡在慢性疾病中很常见，特别是在肌肉相关疾病（肌无力和疼痛）和恶性疾病（包括癌症在内的一系列疾病）的患者中。其中一个常见的因素是饮食中缺乏蛋白质，其次是缺乏运动。高碳水化合物、低营养的饮食在人群中普遍存在，对健康有害。

如果你的饮食中蛋白质含量低，你可能不会表现出任何症状，日常生活也可能正常。但如果你长期摄入蛋白质不足，就会对健康产生一系列负面影响。以下是蛋白质摄入不足的危险信号：（1）减重；（2）肌肉无力或肌肉萎缩；（3）水肿；（4）低血压和低心率；（5）营养吸收不良；（6）肝脏问题；（7）贫血；（8）免疫力低下；（9）对食物的渴望；（10）肌肉和关节疼痛等。

这中间最奇怪的，是对食物的渴望。虽然食欲缺乏是蛋白质严重缺乏的症状之一，但对于较温和的蛋白质缺乏来说，情况似乎正好相反。当你的蛋白质摄入不足时，你的身体试图通过增加你的食欲来恢复你的蛋白质状态，鼓励你找到吃的东西。人体的补偿性机制正在发挥作用：在食物短缺的情况下，理论上我们会渴望高蛋白质食物，而这正是我们维持生命所

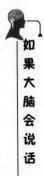

迫切需要的。但是蛋白质缺乏并不是漫无目的地增强人们吃东西的冲动，它更可能有选择地增加人们对咸味食品的胃口，而咸味食品往往富含蛋白质。这当然有助于在粮食短缺的情况下的生存，但问题是现代社会提供无限的咸味，以及高热量的食物。许多方便食品虽然含有一些蛋白质，但与它们所提供的卡路里相比，蛋白质含量往往相当低。因此，蛋白质摄入量不足可能导致体重增加，这种说法被称为蛋白质"杠杆假说"。虽然这一假说本身仍饱受争议，但无论如何，蛋白质的适量摄入，其益处是毋庸置疑的。

此外，蛋白质还能平衡血糖，摄入适量的蛋白质可以增加饱腹感，以防止缺乏蛋白质所引起的饥饿，以及暴饮暴食。有趣的是，对于蛋白的需求会改变人的味觉。在长期缺乏特定蛋白质的时候，人们会喜欢某些特别的味道。

第三节　有香气的脂肪

关于大脑的一些随机事实：大脑的重量大约是 1400 克，由大约 75% 的水组成，摸起来像果冻；大脑由大约 1000 亿个神经元组成，是所有器官中包含线粒体最多的（尤其是在额叶皮层）；大脑中并没有痛觉感受器，因而大脑感觉不到疼痛。

还有就是，大脑是人体中最"胖"的器官！人们可能经常会看到这样一个信息：大脑由大约 60% 的脂肪组成。这个指标容易令人误解，因为水加上脂肪，显然超过了 100%。当面对一个百分比时，科研工作者们首先想到的是"基于什么的百分比"。这么想，通常是因为人们经常在百分比的分母上遇到麻烦，非科学作品经常不能注意到这一点。

显然，这里水和脂肪的百分比肯定不是对同一事物的百分比。在实验室的工作中，对标本的称重经常会标注这样一句话："除水外，所有值都表示为干重的百分比。"这是一种常见的方法，因为水是大多数生物净重的很大一部分，而干重通常是在实验室测量的。

所以，你看到的水分百分比是总重量的百分比，而脂肪百分比是干重的百分比。我们可以将后者转化为总重量的百分比，方法是乘以大脑的干重百分比，即我们从 100% 减去水分百分比后剩下的部分。因此，假设大脑总重量的 75% 是水，大脑干重的 60% 是脂肪，将数字转化后，大约15% 的大脑总重量是脂肪。显然，这个重量也不轻了。

当提到动物脂肪时，你会想到什么？难看的脂肪团，从猪排上剔下来的肥肉，还是某种复杂的物质，里面含有人类智慧的秘密？

首先是，脂肪有什么用？脂肪有助于人体在血液中携带、吸收和储存脂溶性维生素（维生素 A、维生素 D、维生素 E 和维生素 K），也有助于调节体温。还有一些身体脂肪帮助缓冲器官，保护它们免受伤害。然而，对于大脑，有好的脂肪和坏的脂肪吗？

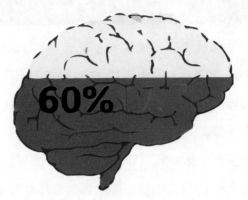

■ 大脑的 60% 是脂肪

请注意，这是干重的比值。

（一）大脑含有 60% 的脂肪（干重）

脂肪是一组含有脂肪酸的化合物，饮食中的脂肪是人体必需脂肪酸的来源。由于人体不能制造必需脂肪酸，所以必须通过食物获得。就人体而言，脂肪酸主要用于产生激素类物质，这些物质可以调节多种功能，包括血压、血凝、血脂、免疫反应，以及对损伤或感染的炎症反应。

脂肪构成了大脑内所有的细胞膜，可以说大脑是构建在脂肪之上的，虽然它是靠葡萄糖运行的。如果你拿起一个大脑，它感觉上又软又湿，这感觉和拿着一大块肥肉有点像……讨厌的东西。

那么，大脑作为人体最重要的器官之一是如何含有这么多脂肪的呢？当我们思考怎样才能让大脑工作时，从能量的角度来看，答案就变得更加清晰了。大脑产生的能量足以点亮一个大约 20 瓦的灯泡，我们几乎 100% 地使用了我们的大脑（而不是 10%）。仅从脂肪中，大脑就能够获得大约 70% 的能量。事实上，在高龄受试者中，更好的记忆功能也与脂肪相关。

研究人员发现，在老年人中，胆固醇水平最高的人记忆力最好，而低胆固醇会增加患抑郁症甚至死亡的风险。

脂肪酸是决定大脑完整性和执行能力的最关键分子之一。必需脂肪酸是维持最佳健康所必需的，但它们不能由身体合成，必须从饮食中获得。临床研究表明，膳食脂肪酸摄入不平衡与大脑功能受损和疾病有关。虽然大脑的发育在5—6岁时已大部分完成，但必需脂肪酸，特别是 $\Omega-3$ 脂肪酸，对出生后的大脑发育仍很重要。DHA脂肪酸，是视网膜和视皮层功能成熟所必需的，可以影响和改善视力和智力发育，俗称"脑黄金"。除了在构建大脑结构方面的重要作用，作为信使的必需脂肪酸还参与大脑神经递质的合成和功能，脂肪酸还可以促进神经保护。

（二）必需脂肪酸与大脑发育

在大脑的两种结构，神经元的细胞膜和髓鞘中，都发现了非常高水平的脂肪酸和脂质。约50%的神经元细胞膜由脂质组成，而髓鞘中的脂质约占70%。与特别稳定的蛋白质成分相比，脂质成分具有相对较高的周转率。髓鞘的完整性对神经系统轴突的正常功能至关重要，髓鞘破裂或损伤可导致许多神经系统功能的解体。

必需脂肪酸在髓鞘合成的活跃阶段也很重要。如果在此阶段，必需脂肪酸缺乏或代谢受阻，则可能发生髓鞘发育不良或脱髓鞘。如果必需脂肪酸缺乏发生在出生后的阶段，髓鞘的形成进程将发生重大延迟，并伴有学习、运动、视觉和听觉异常。

胎儿的生长发育依赖于母体的必需脂肪酸的供应，有争议的一些研究显示，补充了DHA的婴儿，其智力和精神运动发育显著提高。DHA的减少还会造成认知和行为能力的损害，这在大脑发育过程中尤为重要。因此，科学家建议在婴儿期提供平衡的必需脂肪酸供给，以确保婴儿可以实

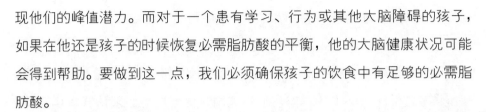

现他们的峰值潜力。而对于一个患有学习、行为或其他大脑障碍的孩子，如果在他还是孩子的时候恢复必需脂肪酸的平衡，他的大脑健康状况可能会得到帮助。要做到这一点，我们必须确保孩子的饮食中有足够的必需脂肪酸。

　　除了在构建大脑结构中的重要作用，必需脂肪酸还有另一个重要的作用——作为信使。必需脂肪酸参与脑神经递质的合成和功能，$\Omega-3$ 缺乏会降低大脑皮层中的多巴胺囊泡密度，并导致中脑皮层的多巴胺能信号通路的功能障碍。由于 $\Omega-3$ 和 $\Omega-6$ 对各种免疫成分有不同的作用，并且在很大程度上依赖于 $\Omega-3$ 与 $\Omega-6$ 的比例，因此必需脂肪酸在免疫功能中的作用是复杂的。在阿尔茨海默病和精神分裂症等疾病中，必需脂肪酸介导其免疫功能的机制已被提出，包括膜流动性（可能影响细胞因子与细胞膜上各自受体结合的能力的变化），脂质过氧化（减少自由基引起的组织损伤），前列腺素产生（通过前列腺素改变细胞因子活性的间接机制），基因表达的调节（影响信号转导途径并修饰信使 RNA 的活性）等。

（三）必需脂肪酸与心理健康

　　考虑到大脑的脂肪性，一些脂质失衡的人的心理表现可能会受到影响，这似乎是很符合逻辑的。一项报告认为，母亲在孕期每周摄入超过 340 克的海鲜，对胎儿的发育有好处。而母亲在怀孕期间每周摄入少于 340 克的海产品，会增加孩子语言智商变低的风险。此外，部分研究显示，母亲海鲜摄入量低也与孩子的亲社会行为、精细运动、沟通和社会发展得分低于平均水平有一定的相关性。此外，也有证据表明，健康人可以从必需脂肪酸中获得认知益处。在一项研究中，研究者们召集了 33 名 22—51 岁的健康志愿者，进行了一项双盲随机对照实验。在 35 天的实验期间，受试者们每天食用 4 克鱼油（实验组）或 4 克橄榄油（对照组）。最后的测试结果显示，实验组在一些情绪参数上比对照组有显著改善，包括活力、愤怒、焦虑、疲劳、抑郁和困惑等参数，他们的注意力和反应时间也得到了改善，在注意力测试中表现出了注意力的显著提高和错误的显著减少。

在中年阶段，如果认知能力加速衰退，会使人在晚年更容易患阿尔茨海默病。越来越多的证据表明，缺乏 Ω-3 会加速认知能力的下降。一个流行病学小组对 1613 名年龄在 45—70 岁的受试者进行了各种认知功能测试，这项研究持续了 5 年的时间。他们将受试者认知功能的测试结果与其报告的食物消费习惯相关联。结果显示，认知功能受损最严重的受试者（组分数最低的10%）摄入的 DHA 也最低。总体认知能力和精神运动速度与 DHA 的摄入量呈正相关。

（四）妖魔化的脂肪

近几十年来，脂肪一直被妖魔化。我们一直被告知要避免饱和脂肪，尤其是动物性食品中的饱和脂肪，并且要从种子、坚果和橄榄等植物食品中摄入"对心脏健康"的不含胆固醇的脂肪。我们认为脂肪是有害的——我们吃得越少，留在体内的脂肪就越少，效果也越好——但这是不正确的思考方式。脂肪不只是用来隔离和储存能量，它还用于营养吸收、细胞信号传递、免疫功能和许多其他关键过程。

许多人认为植物脂肪和动物脂肪的区别主要在于动物性食物中含有更多的饱和脂肪，但下面这些事实可能会让你大吃一惊。所有的植物和动物食物中都天然地含有饱和脂肪和不饱和脂肪。一些植物性食物的饱和脂肪含量甚至高于动物性食物，其中椰子油的饱和脂肪含量高达 90%，这是在牛油（牛脂）中发现的饱和脂肪含量的两倍多。猪肉中主要的脂肪是一种被称为油酸的单不饱和脂肪酸，这与橄榄油中的脂肪相同。

几十年来，人们都在强调植物脂肪很重要，因为它们含有人体无法制造的多种不饱和脂肪酸，实际上脂肪酸广泛存在于各种植物和动物食物中，所以无论你的饮食偏好如何，只要在饮食中包含足够的脂肪，你都很容易获得足够的必需脂肪酸。

科学一次又一次地揭穿了"低脂是最好的"这种想法。事实上，研究表明，低脂饮食会增加患阿尔茨海默病的风险。

你不会因为吃脂肪而发胖——即使是吃得多，也不会像注重卡路里的饮食文化所描绘的那样发胖。研究表明，由于胰岛素等激素水平升高，肥胖会导致你吃得更多，锻炼得更少。这些激素使你的脂肪细胞"更饥饿"，增加你的身体的炎症反应和疲劳。高升糖指数的碳水化合物是导致这一过程的激素级联的驱动因素，而不是脂肪。高脂肪饮食甚至可以重置和加速新陈代谢。

但许多人的饮食中都缺少脂肪，因而带来的健康问题很明显。脂肪在体内发挥着重要作用，它们是心脏、肝脏、肺、肾脏和免疫系统完成日常功能所必需的，它们对健康的骨骼、细胞壁、消化、头发、皮肤和指甲也都很重要。身体会利用膳食脂肪来提供能量，帮助我们维持一天的工作。

在饮食中加入好的脂肪被认为能带来多种健康益处，如预防心脏病、癌症、阿尔茨海默病和抑郁症，还能降低血压和胆固醇。所谓的好脂肪，指的是特级初榨橄榄油、鳄梨、椰子油、坚果、种子和鱼类脂肪，而不是加工食品中常用的垃圾脂肪，如反式脂肪、氢化脂肪和油。我们应该吃身体能识别的食物，而不是仿制的或改良过的食物，用黄油而不是人造黄油。

脂肪是大脑的朋友。

（五）反式脂肪是破坏狂

超重国家的不断出现，一个原因是我们对植物油的消费，尤其是反式脂肪。人们对未经加工的必需脂肪酸的消耗量已经下降了80%以上，而反式脂肪的消耗量却飙升超过2500%！

■ **顺式脂肪酸（上面结构式）和反式脂肪酸（下面结构式）**

各种加工食品——包括冷冻、罐装和烘焙食品——都含有反式脂肪。如果在成分表中包含部分氢化油，则是反式脂肪存在的另一个迹象。

反式脂肪能破坏脑细胞线粒体中的能量生产。当饮食中反式脂肪酸的含量高而 $\Omega-3$ 脂肪酸含量低时，一系列变化就开始了。首先是炎症，从胃肠道开始，蔓延到动脉、神经系统和身体的其他部位。它们通过阻断分解脂肪的酶来影响能量的产生，导致腰部脂肪增加。细胞膜内脂质过氧化的发生，以及细胞膜内的理化性质的改变，都和酶功能的损害有关。越来越多的证据表明，醛类分子是通过脂质的过氧化过程而内源性产生的。

当不饱和脂肪在金属锅碗瓢盆里被加热很长时间后，它们就会形成变质脂肪酸或反式脂肪酸。与健康脂肪酸（其柔软的特性有助于神经细胞膜的顺利运作）相反，这些反式脂肪酸变成了双键，很硬，因而往往会破坏神经细胞的突触或电通信。以下是反式脂肪对大脑所造成的损害的简短清单：

（1）改变神经递质的合成，如多巴胺；

（2）增加低密度脂蛋白胆固醇（有害的），减少高密度脂蛋白胆固醇（有益的）；

（3）增加血管中斑块的数量，增加血栓形成的可能性，这两者都会使心脏和大脑处于危险之中；

（4）增加身体系统中甘油三酯的含量，它会减少进入大脑的氧气量。

进一步，反式脂肪可能比饱和脂肪和氢化脂肪更有害。饱和脂肪往往会提高胆固醇水平，从而危害心脏和大脑，但反式脂肪可能更糟糕。以下是你可能想要从你的饮食中禁止反式脂肪的两个原因：（1）反式脂肪通过扰乱脑细胞线粒体（能量工厂）中的能量生产来对抗大脑；（2）当饮食中反式脂肪酸含量高而 $\Omega-3$ 脂肪酸含量低时，大脑会吸收两倍的反式脂肪酸。

（六）宝贝，我们有个分子给你……

婴儿皮层发育最快的阶段发生在怀孕晚期到 2 岁。在这关键的 27 个月期间，如果婴儿不能获得足够的 DHA，后续的健康饮食是否能完全消除其影响目前仍不清楚。事实上，研究者们确实发现被诊断为精神障碍的人，其 DHA 水平较低，包括那些早期表现出来的精神障碍，如自闭症谱系障碍和多动症。与早产儿一样，多动症、情绪障碍和精神病患者也表现出额叶白质束完整性降低和皮质网络功能连通性降低。围产期 DHA 的积累不足，可能会导致在主要精神疾病中观察到的皮质回路发育降低。

科学家们目前能够达成的共识是，应为婴儿和幼儿提供充足的 DHA 来源。但目前 DHA 的摄入状况和摄入建议量只能基于血液水平，而不是基于大脑水平。不幸的是，还没有办法测量活着的人的大脑中 DHA 的水平，也不清楚血液中 DHA 的水平是否能反映大脑 DHA 的水平。目前已有的数据是，多达 80% 的美国人血液中的 DHA 水平达不到最佳水平。

（七）冰淇淋——脂肪和糖的完美混合

人类在进化中的一个漏洞，已经被商业充分挖掘——脂肪和糖的混合。脂肪和糖的混合是人类在漫长的进化历史中，并不常接触到的食物形态。这种组合会带来特殊的香气，而这种香气会大大刺激食欲。最美好的例子，是冰淇淋。

没有人知道冰淇淋第一次生产的确切时间。在古老的文献中，古代的中国人喜欢将果汁和雪混合，制成冷冻产品——现在的"冰糕"。这一技术后来传到了古希腊和罗马，那里的富人们特别偏爱冷冻甜点。

随后，各种形式的冰淇淋开始在中世纪的意大利出现，这可能是马可·波罗在中国待了 17 年后，于 1295 年回到意大利的结果。在中国，他喜欢上了一种以牛奶为原料的冰冻甜点。17 世纪，冰淇淋从意大利传入欧洲其他国家，成为皇室的奢侈品。工业冰淇淋的生产始于 19 世纪末第一台机械冰箱的发明。

完美的冰淇淋配料一定包括：

1. 脂肪

冰淇淋的脂肪含量通常决定了它属于哪一类。在一些国家，脂肪含量必须超过 9% 才能符合冰淇淋类别，低于这一水平的产品通常被称为牛奶冰，而脂肪含量超过 12% 至 13% 的冰淇淋通常被归为奢侈品或特级冰淇淋。冰淇淋中的乳脂成分是其独特风味的来源，与糖混合后有了重要的口感和味道。

2. 牛奶

冰淇淋中的牛奶由全脂牛奶、脱脂牛奶、炼乳、奶粉/乳清粉中的蛋白质、乳糖和无机盐组成。除了具有很高的营养价值，还具有乳化作用，有助于稳定冰淇淋的结构，也改善了冰淇淋的口感和奶油味。在一个平衡良好的冰淇淋配比食谱中，牛奶的最佳浓度为 17 份牛奶配比 100 份水。

3. 糖

添加糖是为了增加冰淇淋的固体含量，使其达到消费者喜欢的甜味水平。冰淇淋中通常含有 12%—20% 的糖。冰淇淋中的糖包括单糖、双糖和淀粉衍生物。冰淇淋的稠度也可以通过选择不同类型的糖来调整，这使得生产容易舀的冰淇淋成为可能。在无糖冰淇淋的生产中，人们用甜味剂来代替糖，阿斯巴甜、安赛蜜和三氯蔗糖是冰淇淋中最常用的甜味剂。

在冰淇淋中，脂肪改变了其风味的释放和感知强度，增加了丰富的味道，产生了光滑的纹理和润滑的口感，降低了存储期间的再结晶率，达到理想的融化特性，以及冰淇淋完美的蓬松度。而糖，增加了冰淇淋的层次感，给予了味蕾"幸福"的冲击。

大脑对脂肪和糖的挚爱，绵延千年，跨越空间和文明。

第四章

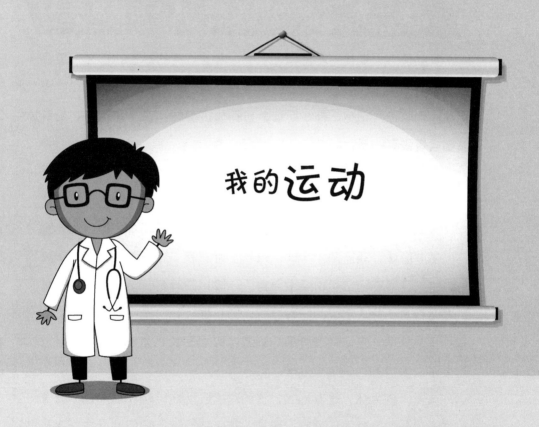

我的**运动**

第一节　大脑的锻炼——这事儿很复杂

大脑是一个复杂的器官，一个不寻常的复杂的器官。它在人类每一个功能中都发挥着作用，控制着各种器官，以及人们的思想、记忆、语言和运动。大脑包含细胞、神经纤维、动脉和小动脉，也含有脂肪，是身体中脂肪含量最高的器官。

（一）大脑是人体中最复杂的器官

大脑在记忆、思维、语言、注意力和意识方面起着关键作用，它分为四个主要区域，涵盖两个半球：（1）额叶，参与思维和决策等高级心理功能，在维持短期记忆中扮演重要角色；（2）顶叶，参与整合来自各种感官的感觉信息，并决定空间感和导航；（3）颞叶，涉及嗅觉和听觉，以及言语和语义处理，包括处理复杂的刺激，如面孔和场景的识别；（4）枕叶，主要涉及大量的视觉信息处理。

人类大脑大体上是对称的，这种对称表现在结构和功能两个方面。我们通常说到前额叶、后顶叶、海马、基底神经节，它们都是左右半球的对称结构。大脑在功能方面的对称性要弱于结构方面，在联合皮层区域存在一些非对称的功能，如语言中枢布洛卡区在多数情况下分布在左半球。大脑对身体的控制是交叉的，右半球通常控制着身体的左侧，而左半球通常控制着身体的右侧。尽管有观点认为逻辑、创造力等能力只局限于左半球或右半球，但这种想法过于简单，缺乏足够的根据。

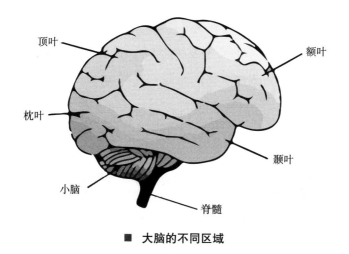

顶叶

额叶

枕叶

颞叶

小脑

脊髓

■ **大脑的不同区域**

大脑的重要组成部分还包括内侧颞叶，即颞叶的内侧部分，它靠近左右半球的分水岭，被认为与陈述性记忆和情景性记忆有关。在内侧颞叶的深处是边缘系统，具体包括海马、杏仁核、扣带回、丘脑、下丘脑、乳头体等，与记忆和情感情绪特别相关。

大脑的复杂组成，决定了不同的大脑结构或区域以不同的速度成熟，并遵循不同的路径。从胚胎孕育开始，伴随着胎儿的成长，神经元会在大脑中不断迁移，最终到达大脑中的指定位置。神经元的存活也需要竞争，它们会为了有限的空间和资源而竞争，那些找不到家——一个它们可以生存和茁壮成长的地方——的神经元会被修剪和破坏。当一个神经元最终找到其归宿后，它会安定下来，并继续在该区域生长和发育。

进一步，突触的生长和修剪，在大脑的不同部位也以不同的速度进行。突触的产生始于出生之前，此后突触密度持续增加，直到5—6岁。在初级视觉皮层，突触密度的峰值出现得相对较快，而在与高级认知功能相关的内侧额叶皮层，这一过程更为漫长。这种突触的生长和选择过程，与行为的发展阶段相对应。而皮层区域间成熟速度的差异，也可能发生在皮层区域内部，不同的输入导致皮层内部以不同的速度成熟。

即使在成年后，学习也会引发大脑的变化，既包括对现有突触的修改，也包括对新突触的添加。新的学习经验将使神经细胞产生新的突触。突触的增加和修改是一个终生的过程，主要由学习驱动。本质上，一个人所接触到的信息的质量和信息的数量在大脑结构中都有所反映。

（二）丰富的环境构成了大脑的"健身房"

丰富的环境使神经元更有效率、更强大。与笼子里的动物相比，在复杂环境中饲养的动物，其大脑中神经元周围的毛细血管体积更大，因此大脑的供血量也更大（毛细血管为大脑提供氧气和其他营养物质）。复杂环境还提高了大脑功能的整体质量。以星形胶质细胞（为神经元提供支持功能的一类细胞，它们为神经元提供营养和清除废物）为指标，在复杂环境下生活的动物，它们每个神经元周围的星形胶质细胞数量，要高于笼养组。总的来说，这些研究描绘了一种由经验决定的大脑容量增加的协调模式。

对其他动物的研究也显示了在复杂环境中大脑产生的其他变化。无论是刚断奶的幼鼠还是成年老鼠，如果放置在一个大的笼子里，提供丰富的环境用以探索、玩具用以互动，同时提供与其他老鼠玩耍及社交的机会，与标准实验室笼子里养的老鼠相比，它们大脑皮层的重量和厚度明显增加。这些动物在解决问题上也比标准实验室笼子里饲养的老鼠表现得更好。有趣的是，社会群体的互动，以及与环境的直接身体接触都是重要因素：单独置于丰富环境中的动物，由于没有社交，表现出相对较少的益处；如果把动物放在小笼子里，但笼子置于丰富的大环境中，也没有益处。因此，大脑皮层的结构会因接触学习的机会和在社会环境中的互动而改变。在复杂环境中的动物不仅从经验中学习，它们还会奔跑、玩耍和锻炼，这些都激活了大脑。

不同的"锻炼"方式会引发大脑的局部变化。特定的学习任务会使大脑中与该任务相关的区域发生局部变化。例如，当成年动物被训练探索迷宫时，其大脑皮层的视觉区域就会发生结构变化。而当它们在一只眼睛被遮挡的情况下探索迷宫时，只有与未遮挡的眼睛相连的那部分大脑区域发生了改变。当它们学习一套复杂的运动技能时，大脑皮层的运动区域和小脑的结构会发生变化。

这些大脑结构的变化是大脑功能组织变化的基础——学习将新的组织模式施加到大脑上。对大脑发育的研究提供了一个细胞水平的学习模型：最初在大鼠中观察到的变化也在老鼠、猫、猴子和鸟类中证明是存在的，而且几乎肯定也在人类中存在。

（三）当"锻炼"时，大脑会发生什么变化

大脑不是肌肉，但锻炼它也可以让大脑保持健康和最佳功能。对大脑的锻炼，并不一定要求助于专门的大脑训练游戏或应用程序。每次你从事一些自己可能已经很喜欢的活动时，如听音乐、做拼图和阅读，或者绘画、手工，甚至社交活动等，大脑都得到了锻炼，提高或保持了认知功能。体育锻炼也被证明可以改善认知功能、情绪管理和大脑健康。在人生的不同阶段进行体育锻炼，都可以降低患阿尔茨海默病和其他与认知障碍有关的疾病的风险。

大脑锻炼可以提高记忆力、执行功能和处理速度，且对年轻人和老年人的认知能力都有所改善。大脑锻炼还有助于减缓与年龄有关的大脑变化，以及神经系统疾病（如阿尔茨海默病），大脑训练干预措施能显著降低患阿尔茨海默病的风险。

在任何年龄学习一项新技能，都会对大脑产生特定和明确的影响，科

学家们现在对此已经了解了很多，以下是部分有益的改变。

（1）新的连接和新的神经元。每当大脑学习新东西时，都会形成新的连接，甚至生长出新的神经元，使现有的神经通路变得更强，这被称为大脑的"可塑性"。

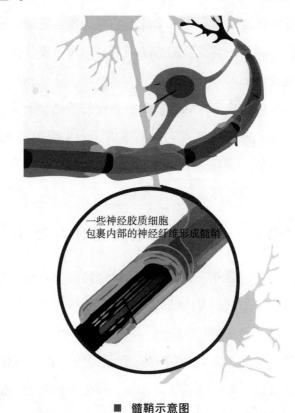

一些神经胶质细胞包裹内部的神经纤维形成髓鞘

■ **髓鞘示意图**

健康的髓鞘是大脑进行快速电信号传递的绝缘保障。

神经元通过树突从其他神经元的轴突那里获取信号，随后将获取的大量信号在自己的胞体内进行整合和计算，最后将计算结果沿着轴突传递给其他神经元。轴突使神经元具备了与其他神经元进行交流的能力。神经元之间的信号传递速度很快，通常只有几分之一秒，并且许多信号是在大脑没有意识到的情况下发出的。

大脑会一直变化，直到生命的尽头。在这个过程中，学得越多，大脑的改变就会越多，它所形成的新的突触连接就越多、越有效率。

（2）从暂时到永久的记忆。学到的所有东西都会先进入短期记忆，然后其中一些特别重要的，或反复经历的记忆，会转移到大脑中长期存储。睡眠对于将短期记忆转化为长期记忆非常重要，这就是为什么缺乏睡眠会导致记忆受损。

（3）多巴胺的释放。学习新东西通常是令人兴奋的。新奇的经历会引起多巴胺的分泌，这不仅会让学习变得令人兴奋，还会让学习者想要重复这种经历。多巴胺也与爱情、成瘾行为和注意力缺陷障碍等行为有关。

（4）髓鞘的生长。髓磷脂是包绕在神经元的轴突外部的物质，由30%的蛋白质和70%的各类脂质组成。髓磷脂所构成的髓鞘使神经元中的信号传递得更快。当学习新东西的时候，有更多的髓磷脂到达神经元轴突，使大脑的联系变得更快、更好。当一种新的体验被重复多次时，就像我们每天或每隔几天练习某件事一样，髓磷脂包裹效果被强化，髓鞘得到生长。

（四）关于大脑发育的谎言和事实

对许多企业家来说，改善大脑的功能一直是一个有吸引力、有利可图的领域，因而许多谎言产生了，并混杂在诸多的事实之间蔓延。以下是部分误区。

误区一：你可以通过训练大脑的某些部分来改善其功能。

事实是，针对一个特定的大脑区域并只针对该区域进行训练是不可能的。大脑是高度连接的，大脑中的神经元可以学习、记忆和遗忘，但它们不是孤立的。技能需要被分解成它们的组成部分，这些部分可以被分别学习，并最终整合为整体的技能。但科学家们并没有完全理解这种学习过程是如何发生的，也不知道学习信息在大脑中的具体存储位置。一部分证据

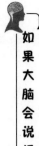

来自脑卒中和头部损伤患者。但矛盾的是，两名患者，他们可能在非常相似的脑区受到了伤害，但他们的脑功能损失却截然不同。大脑就像指纹一样，尽管有共性，但也有不同之处。

误区二：你天生就具有某些能力，这些能力不会随着时间而改变。

曾经有一段时间，人们认为大脑在 3 岁的时候就发育成完整的形态，而在那之后的发育仅仅是对大脑的完善。事实是，大脑是高度可塑的，它会随着经历和发展而改变。大脑的发育不会在 5 岁甚至 12 岁时结束，而是会持续到 20 多岁，甚至 30 岁。对于一些青少年来说，额叶的成熟可能要到 25 岁才结束，而对于另一些人来说，额叶可能在 18 岁或 19 岁时就已经发育成熟。由于这种差异，一些青少年可能在很小的时候就做好了进入大学的准备，而另一些则可能需要更多的时间。

那么，关于大脑发育的事实包括：

事实一：即使是年幼的婴儿，也是主动的学习者。

婴儿对环境也有自己的看法，他们并不是被动地进入世界。在婴儿的世界里，每一个刺激都同样突出。当然，婴儿的大脑会优先考虑一些特定的信息，如语言、世界的物理属性及有生命和无生命物体的运动。婴儿表现出的旺盛的精力和探索欲，正是他们主动学习的表现。

事实二：有学习障碍的孩子，需要特殊的关注。

一个有学习障碍或注意力缺陷多动障碍的孩子，可能在学习领域表现出一系列问题，但治疗可以帮助孩子弥补这些问题，大脑也会通过可塑性而改变。对有特殊需要的孩子来说，直接讲授正常孩子的学习内容是不可行的，而适当的教学内容的选择，是这些孩子成功学习的最重要因素。已有报告显示，研究者们成功地向患有严重阅读障碍的儿童传授技能，这一过程从幼年开始，并持续了整个学校期间。干预可以采用新的、可行的教学途径，并可以充分发挥作用。

事实三：丰富的环境可以提高孩子的能力。

环境可以提高能力，也可以降低能力，这取决于环境的丰富度，并且早期的丰富环境比后期的丰富环境更有益。大脑在妊娠期的 24—26 周、1—2 岁、2—4 岁、童年中期（8—9 岁）和青春期发育迅猛，而环境提供了大脑进行互动的空间和可能。在 1—4 岁，快速学习语言和运动技能更重要；从儿童期到青少年期，社会互动的重要性就逐步显露出来了。

事实四：工作记忆、计划、组织、注意力等技能随着大脑的成熟而发展。

工作记忆是在解决问题时记住信息的能力。工作记忆的受损可能与注意力分散和（或）注意力困难有关。工作记忆是一种技能，允许一个人评估已经发生的事情，回顾所做的事情，并改变行为方向，以替代或采取不同的反应。这一技能让孩子了解过去发生了什么，并改变他们的行为以适应新的情况。而计划和组织的能力是一种随着大脑整合信息能力的发展而发展的技能。这些技能的普遍特征是发展缓慢，主要随着经验而发展。成人可以通过让孩子首先思考完成一个项目所需的步骤，来帮助他们发展这些能力。教孩子如何分析问题也很有帮助，如问孩子这样的问题：你首先需要做什么？接下来你需要做什么？这些往往比直接告诉孩子怎么做有更好的实践效果。

（五）"有意识地锻炼" 更有效

不同的学习方式，其学习和迁移效果不同。当进行有意识的学习时，学习是最有效的，这主要是指学习者对学习效果的主动监控。监控包括试着寻找使个人进步的因素和方式，并积极反馈。

反馈很早就被认为是成功学习的重要因素，但它不应该被视为一个单独的概念。反馈不仅包括对学习到的信息的记忆程度和理解程度的反馈，

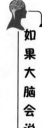

也包括对学习者精神状态的反馈。此外，学习者何时、何地及如何使用所学知识的反馈，也是一个复杂的问题。

比较重要的一点是，学习者对为什么学习新知识这一问题的充分理解，可以促进他们进行主动监控。此外，可以通过"对比"来增强主动监控，这是知觉学习领域的一个概念。适当安排对比可以帮助学习者注意到之前没有注意到的新特征，并了解特征概念相关或不相关。适当安排对比，不仅适用于知觉学习，也适用于概念学习。例如，与非线性函数相比，线性函数的概念更加简单；与自由回忆相比，线索回忆更加清晰。

许多研究都得出这样的结论：通过帮助学生看到他们所学的知识的潜在应用，学习得到了加强。在针对学习编程过程的一项研究中，研究人员进行了一项细致的任务分析，他们测试了孩子们标识调试的技能，即孩子们在程序中发现并纠正错误的能力。研究人员确定了调试程序的四个关键方面：识别错误、标识程序、定位程序中的错误，以及纠正错误。他们强调了这些关键步骤，并向孩子们表明这些步骤与编写调试指令的关系。接受过标识培训的学生，程序的正确率从33%增加到55%。他们本可以通过记住"输入一个循环语句""调用库函数"等程序来完成这项任务，然而，仅仅记住程序并不能帮助学生写出清晰、无错误的指令。理解，而非直接的记忆，是持久学习的基础。

最后，当大脑没有新东西可学的时候，情况有点糟糕。研究表明，无聊（当大脑不经常学习新东西时）对健康是危险的，不仅是大脑的健康，甚至包括身体的健康。在这项研究中，那些声称自己在很长一段时间内感到无聊的人，其患心脏病的概率是那些没有感到无聊的人的两倍多。

没有新经历、没有学习新事物会让大脑迟钝。学习对大脑总是有好处，无论是否已经成年。学习可以减缓阿尔茨海默病的发病和发展，也可以防止老年智力的普遍衰退。

物质的结构、宇宙的起源、人类思维的本质——这些都是几个世纪以来思想家们一直在探讨的深奥问题。直到最近，对大脑的理解，以及大脑如何成为学习和记忆的基石，仍然是一个难以捉摸的复杂问题，部分原因是缺乏强有力的研究工具。现在，世界正处于一场非凡的科学研究的洪流之中，这些科学研究涉及思想和大脑、思考和学习过程、思考和记忆过程中发生的神经变化与神经环路的发展。

在 20 世纪早期，教育侧重于识字技能的获得：简单的阅读、写作和计算。随后，教育体系逐渐改变一成不变的刻板体系，开始训练人们批判性地思考和阅读，清晰而有说服力地表达自己的观点，解决科学和数学方面的复杂问题等。现在，几乎每个国家都致力于提高识字率，以成功应对生产生活的复杂性。对工作技能的需求急剧增加，公司和个人也需要改变以应对工作场所的竞争压力。

最重要的是，信息和知识的增长速度比人类历史上任何时候都快得多。正如诺贝尔奖得主赫伯特·西蒙所说的，"知道"的含义已经从能够记住和重复信息，转变为能够找到和使用信息。人类知识的绝对规模比以往任何时候都增长得更快，这进一步促使教育覆盖人类庞大的知识体系这个宏伟目标变得不可能——更确切地说，教育的目标应该是教授学生获取和利用知识的工具和策略，这些知识包括历史、科学技术、社会现象、数学和艺术。学习和记忆的能力，是自立的终身学习者的必备前提。

（一）大脑：学习的基础

在发育过程中，大脑的"连接图"是通过突触形成的。在人类出生

第四章 我的运动

129

时，大脑中所拥有的突触数量仅占其最终拥有的数万亿个突触的一小部分，其余的突触是在出生后形成的，由学习引导而成。

一些神经科学家通过类比雕塑艺术来解释学习的形成。古典艺术家通过凿去大理石上不必要的石头，最终形成了雕塑——大脑在学习的过程中，通过"生成和修剪"突触连接，学习新的知识。

突触连接主要以两种基本方式添加到大脑中。第一种方式是突触过度产生，然后选择性丧失。突触的过度产生和损耗是大脑用来整合经验信息的基本机制，它往往发生在发育的早期阶段。动物研究表明，在突触生产过剩和损耗期间发生的"修剪"与雕刻雕塑的行为类似：神经系统建立了大量的连接，在学习的过程中，大脑选择适当的连接进行加强，并删除不适当的连接，剩下的是一个精致的大脑连接模式，那么学习就完成了。

突触形成的第二种方式是生成新的突触——就像艺术家通过添加元素来创作雕塑。与突触的生产过剩和损失不同，突触增加的过程贯穿于人类的一生，在晚年尤为重要。这个过程不仅对个体的经历敏感，它实际上是由学习驱动的。突触的增加可能是某些，甚至大多数记忆形成的基础。

神经科学和认知科学在大脑的学习机制方面已经有了大量的重要发现，这些发现扩展了人类对大脑学习机制的理解，其中最主要的是：

（1）学习改变了大脑的物理结构；

（2）学习可以组织和重塑大脑；

（3）大脑的不同区域在学习中起到不同的作用；

（4）大脑为迁移学习提供了组织架构。

学习很重要，因为没有人生来就具备成年后在社会上必需的工作能力（出生时也的确没办法预期未来），迁移学习是将在一个环境中学习到的知识扩展到新的环境的能力。

（二） 最佳的学习方法："费恩曼学习法" 和 "交错学习"

当我们希望把自己所学的东西教给别人时，我们就能更好地吸收新信息，在头脑中更好地组织它、更准确地记住它，并更善于应用所学到的最重要的部分。

以下是一项简单的研究。研究者们将参与者分为两组，告诉他们完成一项学习任务。其中一组是"教师组"，他们被告知需要在实验结束后，向他人讲授所学到的知识。而对照组则不需要教任何人。结果非常显著，那些"教师组"受试者在学习测试中表现得更好。这表明，参与者在学习前和学习过程中的心态对学习的效率有很大影响。通过相当简单的指导，研究者们就能有效地改变参与者的学习效果。

虽然这项实验的参与者们并不了解"讲授"的学习意义，但在不得不教授学习内容这样的想法驱动下，学习能力往往会被更好地激发出来。这就是著名的"费恩曼学习法"。

理查德·费恩曼是这个星球上最受尊敬、成就最大、最著名的理论物理学家之一，或许仅次于阿尔伯特·爱因斯坦、斯蒂芬·霍金和谢尔顿·库珀，当然排名也可能颠倒。在费恩曼的一生中，他开创了量子计算领域，这是粒子物理领域不可或缺的一部分。费恩曼是曼哈顿计划的关键人物，他还向世界介绍了纳米技术的概念，并获得了诺贝尔物理学奖等。

费恩曼的独特之处是，他有能力把他所拥有的知识以一种他人能够掌握的方式传递给别人。事实上，费恩曼还被称为"伟大的解释者"。对于科学界之外的世界来说，他简单的学习方法——费恩曼学习法，可能才是他对社会的最大贡献。

费恩曼学习法很简单，包括四个步骤。有人称之为快速学习的方法，概括如下：

（1）确定主题；

（2）教给他人；

（3）回顾你的解释；

（4）简化和细化。

从本质上讲，费恩曼学习法可以被快速描述为：为了真正理解某事，你必须能够向孩子们或学生们解释或教授它。简单地说："如果你不能简单地解释它，你就不能很好地理解它。"

在实践中，你并不一定真的需要有一个孩子或者学生坐在你的面前。你可以利用想象：想象一下，教学生你学到的知识。假设一个看不见的学生坐在你的面前，拿着记事本和笔等着你讲课。你要扮演好老师的角色。作为替代方案，你也可以用镜子来自学。看着自己自学，将帮助你获得信心，或者你还能成为一个主持人。

此外的一点小技巧是，当新信息存在相互交错时，我们能更好地学习它，这就是交错学习。交错学习通常被描述为在同一时期内学习不同课程或主题的部分内容的方法，而不是在学习完一门课程后再学习另一门。它指的是混合多学科以提高学习能力。这种学习方法也适用于技能的学习。交错学习将大脑所练习的信息或技能混合在了一起。

研究人员们认为，交错学习的效果之所以好，是因为它发挥了大脑联合记忆的自然能力。当应用于现实世界时，交错学习还为我们提供了一个定期回顾信息的机会，因为在交错学习时，我们会将已知的信息与新信息交织在一起。

在交错学习的过程中，无论你学习的是新技术还是新知识，都可以试着把它和其他技术或知识结合起来练习。例如，如果你正在练习一种特定的网球挥拍动作，同时练习其他挥拍动作，以混合使用；如果你在背单词，把你已经知道的旧词汇和新词汇混在一起。

（三）大脑：记忆的基础

我们，无论是现在的我们还是未来的我们，都依赖于记忆。人类的感知和学习、信仰和爱，都依赖于记忆。记忆是我们成为有个性和偏好的人的重要前提，记忆记录了过去，而过去造就了我们。

那么记忆储存在大脑的什么地方呢？目前科学界的流行观点认为，记忆储存在大脑不同部位的神经网络中，这些神经网络与不同类型的记忆有关，包括短期记忆、感觉记忆和长期记忆。

大脑中有三个区域与记忆显著相关：

1. 海马体

海马体位于大脑的颞叶，它是情景记忆形成的地方，并为以后生成的记忆建立索引。情景记忆是我们生活中特定事件的自传式记忆，如上周你在哪里和朋友喝了奶茶。

海马体受损通常会导致难以形成新记忆的顺行性遗忘，当然也可能会导致无法获取受损前的记忆的逆行性遗忘。一个著名案例是一位名叫H. M. 的病人：为了治疗癫痫，这位病人的海马体被切除，他随后失去了形成新的记忆的能力。然而，海马体受损的人可能仍然能够学习新技能，因为这些类型的记忆是非陈述性的。

2. 大脑皮层

大脑皮层是大脑外表面的神经组织，在高等哺乳动物中具有独特的褶皱外观。新皮层是大脑皮层中最大的部分。在人类中，新皮层参与很多高级功能，如感觉、知觉、运动指令的生成、空间推理和语言等。随着时间的推移，暂时储存在海马体中的特定记忆信息可以作为已知的知识转移到

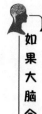
新皮层中——如知道奶茶能使人发胖。目前研究人员认为，这种从海马体到新皮层的记忆转移，发生在我们睡觉的时候。

3. 杏仁核

杏仁核是位于大脑颞叶的一个杏仁状结构，它将情感与记忆联系在一起。这在社交行为中尤为重要，强烈的情感记忆（如与羞耻、喜悦、爱或悲伤有关的记忆）是很难忘记的。这些记忆的持久性表明，杏仁核、海马体和新皮质之间的相互作用对决定记忆的"稳定性"至关重要，也就是说，随着时间的推移，它们决定了哪些记忆会被有效保留。

杏仁核参与记忆还有另外一个方面。杏仁核不仅会改变记忆的强度和情感内容，它在形成与恐惧相关的新记忆方面也起着关键作用。可怕的记忆可以在几次重复后形成，这使得"恐惧学习"成为研究记忆形成、巩固和回忆机制的流行方式。杏仁核与创伤后应激障碍有关，而创伤后应激障碍影响着许多退伍军人、警察、护理人员和其他遭受创伤的人。焦虑也可能涉及杏仁核，并可能使人们回避特别具有挑战性或有压力的任务。

此外，大脑中与记忆相关的区域还包括基底神经节、小脑、前额叶皮层等。前额叶皮层是位于大脑最前部的新皮层的一部分，它是哺乳动物的大脑在进化中最后形成的新成员，参与了许多复杂的认知功能。使用核磁共振进行的人类成像研究表明，当人们执行短期记忆的任务时，如记住屏幕上一次闪光的位置，前额叶皮层变得活跃。前额叶皮层的左右两侧似乎也存在着功能上的分离：左侧更多地涉及语言和工作记忆，而右侧则更活跃地参与空间工作记忆，如记忆闪光所发生的位置。

（四）记忆的训练和"记忆宫殿"

记忆改善或增强是美妙的。科学家和教育工作者发现了许多提高记忆力的方法，包括认知训练、精神药理学、饮食、压力管理和锻炼。每种技术都以不同方式影响记忆的能力。神经影像学也提供了神经生物学证据，支持训练以整体方式改善记忆的效果。

大脑会因经历而改变，这一发现导致了认知训练的提出。认知训练可以改善认知功能，从而增加工作记忆的容量，其也能改善那些工作记忆存在缺陷的人群的认知技能和功能。认知训练包括集中注意力、提高处理速度、神经反馈、双任务和知觉训练等。

这些效果已经被证明。在一项提高老年人的认知功能的实验中，研究者们通过使用三种类型的训练——记忆训练、推理训练和处理速度训练——显著提高了训练对象的记忆。更重要的是，认知能力的改善不仅能持续一段时间，并且对日常生活技能有积极的转移效果。每种类型的认知训练都能对认知能力产生即时和持久的改善，并有助于改善记忆。

两种主要的认知训练方法如下：

（1）策略训练。策略训练是用来帮助个人记住越来越多的特定类型的信息的方法，包括教授有效的编码、记忆维持和从工作记忆中回忆的方法。策略训练的主要目标是提高在需要记忆信息的任务中的表现。研究结果非常支持这一方法，具体的方式如通过大声朗读，讲一个刺激的故事，或使用图像来使刺激突出，这些都可以增加记忆的信息量。策略训练已经在唐氏综合征儿童和老年人群中使用。

（2）核心训练。核心训练是指重复进行高要求的工作记忆任务。一些核心训练项目可能是几个任务的组合，而这些任务的刺激类型各不相同。内容的多样性增加了其中一项或几项训练任务组合产生的预期收益的可能。核心训练可以减轻注意力缺陷多动障碍的症状，并在临床上能提高多发性硬化症、精神分裂症与脑卒中患者的生活质量。

另一个重要的方法是记忆位点法，更广泛、更流行的说法是"记忆宫殿"。

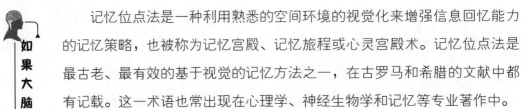
记忆位点法是一种利用熟悉的空间环境的视觉化来增强信息回忆能力的记忆策略，也被称为记忆宫殿、记忆旅程或心灵宫殿术。记忆位点法是最古老、最有效的基于视觉的记忆方法之一，在古罗马和希腊的文献中都有记载。这一术语也常出现在心理学、神经生物学和记忆等专业著作中。

许多记忆大赛的冠军表示，他们使用记忆位点法来回忆面孔、数字和单词列表。例如，8次世界记忆冠军多米尼克·奥布莱恩能依次记住54副牌（2808张），且每张牌只看一次。小说和电影也多次提及这种技巧，如《汉尼拔》和《神探夏洛克》中那些惊人的、生动的记忆。

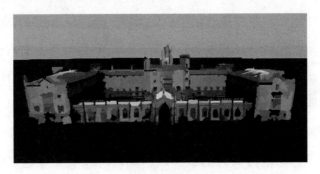

■ **记忆宫殿**

在头脑中构建一个宫殿，并用它来存储记忆。

记忆宫殿技术是基于这样一个事实：我们非常擅长记住我们知道的地方。"记忆宫殿"是一个比喻，指的是任何你能够很容易想象到的熟悉的地方，它可以是你的家，也可以是你每天上班的路线。那个熟悉的地方将是你存储和回忆任何类型的信息的向导。

使用记忆宫殿技术的5个步骤：

（1）选择你的宫殿。首先，选择一个你非常熟悉的地方。例如，一个好的首选可能是你自己的家。记住，你对那个地方的细节想象得越生动，你的记忆就越有效。然后，试着在你的宫殿里定义一个特定的路线，而不是仅仅想象一个静态的场景。

（2）建立宫殿的特性列表。列出你选择的地方的特定特性。例如，如果进入宫殿，那么第一个明显的特征可能是前门。现在继续在你的记忆宫殿里想象一下。穿过那扇门后，第一个房间里有什么？系统地分析房间，下一个吸引你注意的特征是什么？它可能是餐厅中央的桌子，也可能是墙上的一幅画。继续在脑海中记录这些特征。它们中的每一个都是一个"记忆位点"，以后会用它来存储一条信息。

（3）把宫殿印在脑海里。要让这个技巧发挥作用，最重要的是要在脑海中百分之百地记住这个地点或路线。可以做任何必要的事情来真正记住它，如亲自走过这条路线，大声重复它的独特特征，或把选定的特征写在一张纸上，然后在心里遍历它们，大声地重复它们。

（4）建立连接。现在你是宫殿的主人了，可以开始记忆了。像大多数记忆增强系统一样，记忆宫殿技术与视觉联想一起工作。这个过程十分简单：将宫殿中的物体与你想要记忆的元素结合起来。

（5）访问你的宫殿。你已经完成了记忆项目，现在，开始在宫殿中旅行。从宫殿中的某一点出发，如前门，选定某一路线开始行走，当你看到旅途中的特征时，记忆中的物品就会立刻浮现在脑海中。从你路线的起点到终点，注意那些特征，并在脑海中回放这些场景。

这里是一个示例，试试你可以记忆多久。假设你想按顺序记住以下词组：（1）英雄；（2）钻孔机；（3）宇宙飞船；（4）音乐。你可以想象自己站在家门口，旁边站着一位英雄。在这里，你把门和英雄联系起来了。然后你走向大厅，在你脚旁是一个钻孔机。为了增加记忆的力量，想象钻孔机被打开了，你必须跳起来以避免受伤。然后你转过拐角，看到一艘宇宙飞船飞出窗外，留下一串闪光的痕迹。最后，你坐在沙发上，当你的屁股碰到垫子时，你最喜欢的歌曲开始播放。

记忆宫殿不仅非常有效，而且学习和使用起来也比较有趣。人们可以

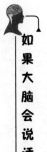

随心所欲地建造许多宫殿，它们可以是简单的，也可以是精致的。它们中的每一个都是一个"记忆银行"，随时可以用来帮助你记住任何东西。将物理位置与心理概念联系起来，是创造强大记忆的方式。还有很多更为复杂的记忆技术，但它们在一定程度上都是基于物理位置而实现的。

我们的认知功能会随着时间的流逝而改变。老年人可能会经历一些认知功能的下降，包括记忆力、注意力、执行功能、处理速度等。认知能力的下降甚至会导致日常生活中进行基本活动存在困难。虽然大脑的认知功能随着年龄的增长而下降，但一些研究表明，随着年龄的增长，大脑仍保持一定的可塑性。事实上，一些认知训练项目可以改善老年人的认知功能，包括记忆力、注意力等。因此，研究大脑在"衰老"过程中的认知功能的维持和改善，对你我都是重要的。

（一）衰老的大脑与"游戏"

我们先来试着回答一个问题，电子游戏，特别是商业的大脑训练游戏，能提高健康年轻人的认知功能吗？人的认知功能在一生中不断变化。一些认知功能，如执行功能和工作记忆，在 20 或 30 岁达到高峰。其他的认知功能，如语义知识可以发展到 60 或 70 岁。由于年轻人在 20 岁左右时认知功能并没有达到峰值，因此，通过认知训练改善年轻人和老年人的认知功能引起了科学家和商业精英的关注。电子游戏训练之所以备受关注，固然是因为的确有一些研究表明，玩某些类型的游戏会引起其他未训练任务的表现提高，这通常被称为迁移效应。迁移效应是指培训不仅对已培训的技能或行为方式有影响，而且对未培训的技能或行为方式也有影响，即"将在一个情境中所学的知识扩展到新情境的能力"。另外一个更重要的因素，当然也可能是最重要的因素是，这是一个利润巨大的、发展潜力巨大的商业帝国。

大量的"益智游戏"开始被推出。然而，大多数的科研工作者们认为，益智游戏能够维持和改善大脑健康的证据"微弱到几乎不存在"。这些游戏可以是有趣和吸引人的，但通常情况下，在公司的宣传中这些游戏的好处被夸大了。

虽然阿尔茨海默病和记忆力丧失等疾病的病因仍是个谜，但许多研究表明，保持大脑灵活可以让它更健康。在这一点上，科学家们可以达成共识——大脑就像身体的其他部分一样，需要定期锻炼才能保持完美状态。

无论如何，在饱受争议的情况下，电子游戏开始被用于老年人的认知训练。已有的一些研究也表明，玩电子游戏可以改善健康老年人的某些认知功能。这些研究成果已经吸引了许多公司，许多类型的大脑训练游戏，类似于大脑年龄、大脑学院、大脑挑战等，被开发出来并发布。

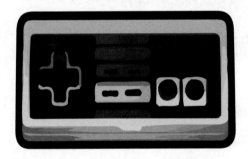

■ **电子游戏对老年人有好处吗？**

这是一个饱受争议的话题，科学家们也争论不休。但确定的是，进行感官游戏（而非电子游戏）、参与体育锻炼、积极的社交、学习新知识，对任何年龄段的大脑都有好处。

一项针对 18—60 岁成年人的大规模互联网研究表明，大脑训练游戏对任何其他认知功能的迁移效应都很微弱。对于年轻人来说，商业化的大脑训练游戏的有益效果几乎没有科学依据。虽然大脑训练游戏有可能改善老人的认知功能，但有关大脑训练游戏对老年人其他认知功能有益的科学证据仍然很少。此外，很多科学研究没有将大脑训练游戏的有益效果与其他有效的训练方法，如健身训练或工作记忆训练进行比较，这进一步导致了这些研究的局限性。

综合现有的科学研究，有一条重要的底线：电子游戏不是什么灵丹妙药。目前虽然有研究支持电子游戏的有益效果，但仍存在很大的争议。

但是，人们可以通过参加另一些刺激大脑的活动来帮助自己保持记忆力、推理能力和专注力，如学习一门新语言、建立新的人际关系、在社区做志愿者、上一门课或选择一个新的爱好。体育锻炼也被证明可以改善成年人的大脑健康。研究人员建议，跳舞或网球等活动都是脑力活动和体力活动的结合。所有这些活动的共同之处在于，它们都是新颖的、高度吸引人的、具有挑战性的和有趣的。在现有的生活方式中加入认知刺激活动，以帮助长久保持大脑的健康，这可能会让你在以后的生活中不太容易受到大脑相关疾病的影响。无论什么年龄，人们都可以学习新东西。

（二）优质的锻炼：感官游戏和挑战大脑

为大脑创造简单的感官游戏吧，因为无论是孩子还是老人，参与感官游戏都有助于他们为未来的生活做好准备。

什么是感官？感官指的是我们感知世界的不同方式。我们的大脑利用许多感官帮助我们在周围环境中活动。最常见的五种感官是味觉、嗅觉、视觉、触觉和听觉。

什么是感官游戏？感觉游戏是一些以刺激大脑感官为目的的游戏活动。大多数感官游戏注重刺激多种感官，包括触觉、视觉和听觉等。提供感官体验来刺激身体的多个感官也很重要。

为什么感官游戏对大脑很重要？感官游戏能加强与感觉有关的突触连接，毕竟大脑中的突触是根据生活经验增加或修剪的。神经可塑性是大脑改变神经通路或突触，以重新连接大脑的能力。对于无论哪一个年龄段的大脑，甚至衰老的大脑，神经再生都十分重要，而接触各种感官体验，对大脑发展适当的感官处理能力是必要的。当孩子们使用多种感官来完成一

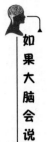

项任务时，他们会从经验中学到更多的东西，并记住更多的信息。这一状况不会随着年龄的增长而改变，在多种感官同时参与的情况下，即使是成年人也能记住更多的信息！

感官游戏很简单，只需要注意结合视觉、触觉和嗅觉。例如，在一张纸上画一棵树的轮廓，让孩子（当然也可以是老年人）给新鲜或干燥的叶子上色，然后用胶水把它们粘在树的轮廓上。为了让游戏变得有趣，可以让孩子们用各种植物的叶子上色，这会带来不同的气味、质地和色调。还可以在树周围画一些动物，来创造一个栖息地。

所以，下次如果你看到一个孩子随意玩一些东西，如纸巾卷、罐子、吸管和玩具，鼓励他们。孩子可以用任何东西去探索世界，让他们跟随自己的直觉去培养他们的大脑，也许是我们最好的选择。

向大脑发出挑战，也是有益的。神经可塑性是大脑对学习和刺激作出反应而自我重组和建立新的连接的能力。随着年龄的增长，大脑组织中这个不断变化的过程更为重要，神经可塑性帮助大脑保持敏锐——保存记忆和储存知识——同时防止神经退化，而神经退化会导致帕金森病和阿尔茨海默病等疾病。

对健康人和轻度认知障碍的患者来说，挑战大脑去学习新东西，如外语或乐器，都可以改善大脑结构和神经可塑性。保持大脑健康远比每天舒服地坐在沙发上做一些智力游戏要复杂得多。重复的活动不会提高神经可塑性，大脑需要挑战自己。

关于这个，可以从脑外伤患者的康复过程中了解到很多。因为没有治愈脑外伤的神奇药丸，所以对脑外伤患者的治疗很多是依靠刺激大脑，让它来自我修复的。在脑卒中或其他类型的脑外伤后，患者依靠神经可塑性来重新连接受损区域的脑细胞，大脑会通过招募邻近的细胞来补偿受损的细胞。这种神经可塑性可以通过认知训练来加强。

另一个成功的大脑训练策略是通过体育活动挑战身体。有氧运动已被证明能显著提高神经可塑性。跑步、游泳或其他快速的有氧运动可以提高流向脑细胞的血液流量，并优化大脑中的连接。

（三）优质的睡眠：锻炼之后的休息和修复

在锻炼之后，大脑也需要休息，睡眠是大脑休息的主要方式。对于大脑，睡眠扮演着管家的角色，清除清醒时大脑中堆积的毒素。每个人都需要睡眠，但睡眠的生物作用仍然是个谜。睡眠几乎影响到身体的每一种组织和系统——从大脑、心脏、肺到新陈代谢、免疫功能、情绪和抗病能力。长期睡眠不足或睡眠质量差，会增加罹患高血压、心血管疾病、糖尿病、抑郁和肥胖等疾病的风险。

直到 20 世纪 50 年代，大多数人都认为睡眠是我们日常生活中被动休息的一部分。现在，睡眠研究正在广泛进行，并吸引了越来越多的科学家的关注。尽管科学家们仍在努力研究人类需要睡眠的确切原因，但动物研究表明，睡眠是生存所必需的。在大鼠上进行了睡眠剥夺实验，其结果是十分残酷的：在正常情况下，大鼠的寿命是 2—3 年，而缺乏快速眼动睡眠的大鼠平均只能活 5 周。进一步，缺乏所有睡眠阶段的大鼠平均只能活 3 周。睡眠不足的老鼠还会出现体温异常下降的症状，尾巴和爪子上也会出现溃疡，这可能是因为老鼠的免疫系统受损了。

睡眠对神经系统的正常工作是必要的。睡眠缺乏不仅会导致第二天昏昏欲睡，无法集中精力，还会导致记忆力受损、身体机能受损和计算能力下降。如果持续睡眠不足，可能会出现幻觉和情绪问题。睡眠给了神经元一个自我修复的时间，如果不睡觉，神经元就会缺乏能量，出现功能障碍。睡眠还让大脑有机会锻炼重要的神经元连接，否则这些连接可能会因缺乏活动而退化。

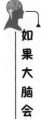

睡眠问题引发大量的疾病，影响着几乎每个医学领域。例如，脑卒中和哮喘发作往往在夜间和清晨更频繁，这可能是由于激素、心率和其他与睡眠相关的特征的变化。睡眠也会以复杂的方式影响某些类型的癫痫：快速眼动睡眠有助于防止从大脑某个部分开始的癫痫向大脑其他区域扩散，而深度睡眠则可能促进这些癫痫的扩散。睡眠不足也会引发某些癫痫患者的癫痫发作。

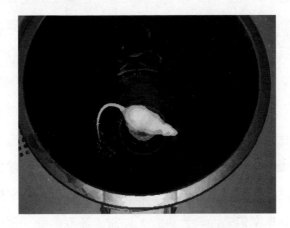

■ **用于对大鼠进行睡眠剥夺的设备**

睡眠不足的大鼠不仅表现出认知功能的损伤，其身体健康状况也急剧恶化。

随着年龄的增长，你对睡眠的需求和你的睡眠模式会发生变化吗？答案是，没有什么神奇的"睡眠小时数"，每个人需要的睡眠时间都不同。婴儿最初每天睡 16—18 小时，这可能会促进生长和发育。儿童和青少年平均每晚需要 9.5 小时的睡眠。大多数成年人每晚需要 7—9 小时的睡眠，但到了 60 岁以后，夜间睡眠往往更短、更轻，而且会被多次醒来打断。但有些人可能每天只需要 5 个小时的睡眠，或多达 10 个小时的睡眠。

大脑需要休息。而休息多长时间，每个人都不同，甚至每天都有所不同。

第五章

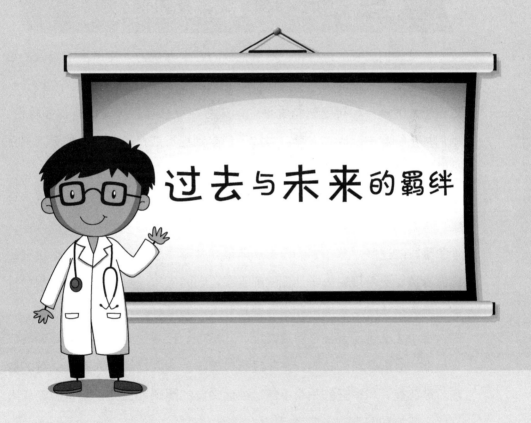

过去与未来的羁绊

第一节　　　　　秘密的花园

　　在孩子们成长的过程中，了解他们内心世界是为人父母最值得做的事情之一。从孩子们的视角看待这个世界，教授孩子们新的技能，在孩子们处理重大的事件和转变时指导他们，这些并不容易。孩子们有很多秘密，他们并不经常讲给成年人听。当孩子们受到挫折或打击时，他们更容易保持缄默。

　　伴随着孩子的成长，他们经历了从出生到成年的渐进的发展阶段，环境、基因和文化因素都会影响孩子的发展，以及他们从一个阶段进入到下一个阶段的速度。孩子们的语言功能最初并不完善，很难解释他们正在经历的事情，更不用说分析他们的感受了，因而成年人对儿童心理的积极探索，能为孩子的成长提供非常重要和有价值的信息。

　　每个人出生后都会经历婴儿期、儿童期，接着是青春期、成年期和成年后期。心理学家们认为，童年经历对成年后的性格和行为起着关键的影响。被忽视、与家庭的关系不佳、缺乏父母的照顾和支持，都是影响成人性格、行为和健康的早期经历。

　　然而，如何解释早期经验和行为之间的关系，根据不同的心理学流派而有所不同。从心理学的角度探讨孩子们的健康问题，以及探索童年经历如何在以后的生活中塑造人格，需要多个领域科学家的合作和共同努力，包括行为学领域、心理动力学领域、社会学领域等。

（一）童年的经历和终身健康紧密联系

身体中的所有系统都相互作用，并适应孩子的成长环境——不管是好是坏。大脑和身体所有其他器官和系统一直在协同工作，互相影响，就像一个由优秀的运动员组成的球队，每个人都有一种与其他人互补的专门技能，所有人都致力于一个共同的目标——进球。

正如大脑是一个交织的复杂结构一样，大脑和身体的联系也是极其复杂的、交织的：每个系统都"读取"环境，准备响应，并通过在出生时就已经起作用的反馈回路向其他系统"发出信号"。因此，为幼儿所创造的环境和体验不仅影响他们发育中的大脑，还影响身体的许多其他生理功能，包括心血管功能、免疫反应和代谢调节等。而所有这些系统都对孩子们的终身健康和幸福产生深远的影响。

在儿童成长的过程中，有一些严重的事件是他们很难独自处理、独自克服的。

1. 过度和持续的逆境

生命早期过度的、持续的逆境会使生物系统过载，并导致长期的不良后果。当压力反应在儿童早期被频繁、强烈和持续地激活后，他们会处于永久性的高度警惕状态。即使在成年后，也可能更容易、更迅速地激活压力反应，且不能轻易关闭。

从生物学的角度来看，压力反应对生存至关重要。如果世界是一个危险的地方，那么为了生存下去，大脑需要以一种能够预见到频繁威胁的方式发展起来。但是，如果随着时间的推移，压力反应被反复激活则可能导致更大的风险，产生压力相关的疾病，以及成年后的健康问题，包括心血管疾病、肥胖、2型糖尿病、呼吸和免疫障碍，以及一系列的精神健康问题。这是大脑为适应重大的早期逆境所作出的权衡。

生理系统通常需要一个适当的调节范围，在这个良好的调节范围内运行是最有效的，而超出该范围任何一端的显著偏差都可能导致身心健康问题。例如，免疫系统如果没有足够高的反应水平，将无法抵御严重的感染，但一个高反应性的免疫系统可能会使身体充满致病的炎症。在发育的过程中，一旦儿童面临了重大的逆境，情况也并不是糟糕到无法挽回，还有许多机会建立复原力，不良的健康结果仍旧可以避免。但如果成年人不能充分支持经历长期困难或威胁的儿童，尤其是在面临巨大挑战和结构性不平等的情况下，健康问题则更有可能发生。

2. 高度应激

应激是各种紧张性刺激物（应激源）引起的个体的非特异性反应，其引发的生理反应包括交感神经兴奋、垂体和肾上腺皮质激素分泌增多、血糖升高、血压上升、心率加快和呼吸加速等，而引发的心理反应包括情绪反应、自我防御反应、应对反应等。

大脑的神经环路对应激高度敏感，尤其是以下功能特别容易受到影响：（1）情绪调节。在情绪调节的大脑环路中，恐惧和威胁的环路在生命早期就形成了。（2）记忆系统。记忆和学习的环路从生命早期就开始被塑造，一直持续到成年。（3）执行控制系统。这是集中注意力和控制冲动的回路，在学龄前就开始发展，到了成年后会变得更加精细。

3. 双重打击

早年频繁地激活免疫系统，虽然能够保护身体免受感染和各种有害物质的侵害，但会对终身健康造成"双重打击"。免疫系统反应最重要的组成部分之一是炎症，这是一种攻击入侵细菌或病毒，并清除它们造成的组织破坏，开始修复的过程。

我们的身体需要免疫反应才能生存，但随着时间的推移，免疫反应会使用原本用于杀死微生物的强大炎症物质不断干扰多个器官，最终对它们造成损害（第一次"打击"）。同时，持续的激活状态也会降低免疫系统对抗微生物的效率（第二次"打击"）。因而，生活在不利环境中的儿童更容易反复感染，更容易在整个生命周期内发展成慢性炎症，包括心脏病、糖尿病、抑郁症、关节炎、胃肠道疾病、自身免疫性疾病、多种癌症和阿尔茨海默病等。

4. 压力和炎症的结合

压力和炎症的结合对心脏代谢系统的影响尤为严重。大量研究表明，贫困、种族歧视、缺乏关怀、过度噪声和过度拥挤所造成的过度刺激，以及生活在没有安全保障的暴力社区，都会增加儿童肥胖和血压升高的概率。炎症导致身体分泌过量的应激激素，如皮质醇，而慢性炎症则可能导致胰岛素抵抗。这些综合的生理紊乱，进一步可导致代谢综合征、肥胖症、糖尿病和心血管疾病，以及大脑功能的改变和认知障碍。

太多的因素可能对孩子的心理健康产生深远、复杂的影响。然而，并不是每个人在经历过童年的困境后一直深陷其中，绝大多数人都能够走出来，迎接阳光和幸福。别忘了，大脑终生具有可塑性，而积极的干预就能激活这宝贵的可塑性。

（二）儿童发展的影响因素

从婴儿出生的那一刻起，感官体验就开始在发育中发挥作用。虽然早期的经验主要集中在这些感官信息上，但环境持续对人一生的行为产生强大的影响。遗传学认为基因起着重要作用，但经验同样重要：遗传可能会影响孩子的大脑从出生起的连线方式，但学习和经验会进一步塑造孩子的大脑。

心理学的一些经典理论关注经验的重要性与它如何塑造行为和人格。经典的描述和解释儿童学习方式的三个理论如下：

（1）经典条件反射理论。该理论认为学习是在刺激和反应之间建立联系。即使你对心理学只有过眼云烟的知识，你可能也听说过巴甫洛夫的狗。孩子的学习方式有相类似的地方，他们通过学习不断在环境和潜在的后果之间建立联系。例如，婴儿可能很快就开始把奶瓶和吃奶联系起来。

（2）操作性条件反射理论。当奖励一个行为时，该行为就很可能在未来再次发生；当一个行为被惩罚时，它在未来再次发生的可能性就会变小。这些原则是操作性条件反射理论的基础，这是一套利用奖励和惩罚来增加或减少某种反应的学习技巧。例如，当一个孩子因为打扫房间得到奖励时，他以后更可能重复同样的行为。

（3）观察学习理论。正如你所料，孩子可以通过观察父母、同龄人和老年人学到很多东西。甚至在电视、电子游戏和互联网上观察到的行为也会影响他们的思想和行为。观察学习是如此强大，因而确保孩子观察到正确的行为很重要，以确保他们能学会如何负责任地行动。

除了日常学习，还有一些经验对孩子的成长有重要作用。在孩子生命的最初几年，父母和其他照料者所给予的关注是其中最重要的。一部分孩子可能从反应灵敏、关心和细心的父母那里获得丰富的童年经验，而另一些孩子可能得到较少的关注，他们的父母可能不得不忙于工作、家庭或健康等。

这些不同的经历会对孩子的成长产生巨大的影响。在丰富、富有爱心的养育环境中长大的孩子可能更有安全感、更自信，也更有能力应对以后的挑战，而在不太丰富的环境中长大的孩子可能感到焦虑，无法应对生活中的困难。

（三）什么是儿童心理学

　　儿童心理学是对儿童心理状况和发展过程的研究。儿童心理学家会观察孩子如何与父母、自己和世界互动，以了解他们的心理发展状况。儿童心理学是心理学众多的分支之一，也是研究最繁盛的专业领域之一。这一分支侧重于儿童从产前发育到青春期的心理和行为。儿童心理学不仅涉及儿童的身体成长，也涉及他们的心理、情感和社会发展。

从历史上看，孩子常常被简单地看作是成人的小版本。当皮亚杰提出儿童的思维方式实际上与成人不同时，阿尔伯特·爱因斯坦曾宣称，这一发现"如此简单，只有天才才能想到它"。

今天，心理学家们认识到儿童心理学是独特而复杂的，但不同的科学家在看待发展问题时所采取的视角又各不相同。专家们对儿童心理学中一些更重要的问题有着不同的回答，如早期经历是否比后来的经历更重要，或者在儿童的发展中先天和后天培养究竟哪个扮演更重要的角色等。由于童年对人的一生有如此重要的作用，这也就不难理解为什么这个话题在心理学、社会学和教育界如此重要了。

每个人都希望自己的孩子健康成长，但孩子当前的行为是这个发展阶段的正常状态，还是不正常的迹象，人们并不总是很清楚。儿童心理学一直致力于理解其中的区别。了解孩子正常和异常的心理模式，可以帮助父母与孩子进行最好的沟通和联系，教会孩子管理情绪的应对机制，帮助孩子在每个新的发展阶段取得进步，并茁壮成长。儿童心理学研究可以帮助人们在早期识别异常行为，发现行为问题的根源，如学习问题、多动症或焦虑症，并帮助儿童克服早期童年创伤，预防、评估和诊断发育迟缓或异常，如自闭症。

最后需要思考的是，虽然文化在孩子的成长过程中起着重要作用，但影响孩子成长的因素是相互作用的。基因、环境、培养方式、朋友、老师、学校和整个文化只是其中一些重要因素，它们以独特的方式结合在一起，决定了孩子如何发展，以及他们有朝一日会成为什么样的人。

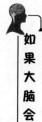

理解孩子的想法是一项艰巨的任务，毕竟他们并不经常邀请成年人进入他们的秘密花园，所以对儿童心理学的研究既广泛又深入。无论如何，帮助孩子成为优秀的人，是一段漫长而又充满乐趣的旅途。

儿童的健康发展是遗传和环境相互作用的复杂结果。儿童所接触的环境和经历——无论是积极的还是消极的——都会影响其一生的发展和健康。儿童期的不幸经历对健康造成的终身损害已得到充分的证实，然而在很多情况下，这种不幸经历的后果被片面地夸大或忽略。已有的支持性实验表明，有很多方法和手段可以缓冲孩子在逆境中受到的损害，并可以帮助他们摆脱逆境的影响，以健康发展。因此，虽然幼儿面临着因不良经历而遭受直接和持久伤害的最大风险，但幼儿期也是预防或减轻伤害，并为健康发展奠定道路最有可能的时期。

（一）童年不幸与未来影响

1998 年出版的《不良童年经历研究》一书奠定了对儿童不幸经历研究的基石，并阐述了童年逆境与成年后的健康和行为之间的关系。科学家逐步建立了儿童期遭受虐待、被忽视和家庭困境等经历与成年期后发生的慢性疾病、精神健康问题和健康风险之间的联系。他们致力于通过分类化、具体化和更个体化的方式研究不良童年经历，以及轻度、中度和重度创伤性事件对儿童发育中的大脑的解剖学和生理学的影响。

不良童年经历是指发生在 18 岁之前的负面或潜在的创伤性事件。不良童年经历会损害孩子的安全感、稳定性或亲密感，这些创伤性事件具体包括：虐待，可以是精神方面、身体方面或者性方面；被忽视，包括身体上和情感上；家庭暴力；父母或照顾者离婚或分居；家庭成员的精神疾病；家庭成员犯罪或进监狱等。而相关的危险因素包括：生活在资源不足或种族隔离的社区；经常搬家；食品不安全或短缺。

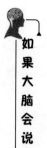

所有的有害事件，都依据事件的频率、强度和持续时间，以及是否有关心和支持的成年人，而产生显著不同的影响，这需要区分对待。暴露在强烈的负面事件和条件下，并且没有足够的支持性关系和环境，会引发儿童压力的上升，这些反过来又导致身体的压力系统更频繁、强烈和持续地激活，更可能进一步引发心理和生理健康的恶化。

不良童年经历会对一个人一生的身体、情感和心理健康产生重大影响。虽然这些经历增加了一个人在成年后出现某些健康问题的风险，但它们并不一定必然导致这些问题。只要获得足够的支持，经历过不良事件的儿童也可以学会管理自己的经历，在将来过着快乐的生活。

（二）不良童年经历广泛存在吗

一场历时 25 年的对儿童不良经历的探索，揭示了童年创伤的广泛性，以及童年创伤与人们成年后患上慢性疾病与社会和情感障碍之间惊人的联系。这个被称为 Kaiser-CDC 儿童不良经历的研究是关于儿童虐待和被忽视、家庭矛盾与晚年健康和幸福度的最大调查之一。调查的疾病范围包括心脏病、肺癌、糖尿病和许多自身免疫性疾病，以及抑郁症、暴力、成为暴力的受害者和自杀等。研究是在 1995 年至 1997 年进行的，共收集了两次数据。超过 17 000 名受试者完成了关于他们童年经历和当前健康状况和行为的保密调查。这项大规模调查详细研究了儿童期负面经历对成年后的健康影响。该研究成为社会服务、公共卫生、教育、青少年司法、心理健康、儿科、刑事司法，甚至商业领域的重要研究内容。

如此大规模的调查，可能是有史以来最重要的公共健康研究之一，却起源于圣地亚哥一条安静街道上的一个肥胖诊所。1985 年，文森特·费利蒂，这位圣迭戈凯萨医疗机构预防医学部门的主任，越来越感到困惑。他一直在思考，在过去的五年时间里，为什么他的肥胖诊所里有超过一半的人都半途而废了？这超过 50% 的放弃率让他抓狂。在分析对比所有放弃者的记录后，费利蒂震惊了——放弃者在离开项目时体重都在下降，而没有增加。这完全说不通。为什么有些人减掉了他们体重的三分之一，然而在一切进展顺利的时候就放弃了呢？

这个谜团演变成了一场历时 25 年的探索，它揭示了童年的不良经历是非常普遍的，甚至在中产阶级中也是如此，而这些经历与几乎每一种主要的慢性疾病和社会问题都有关。这是研究人员第一次观察儿童不良经历的创伤影响，数据揭示的事实令人难以置信。

第一个令人震惊的现象是：童年创伤与成年后患上慢性疾病、精神疾病、在监狱服刑与工作问题（如旷工）之间存在直接联系。

第二个令人震惊的发现是：研究中大约有三分之二的成年人经历过不良童年经历，很多人甚至经历过两种或两种以上。这表明，经历过父亲酗酒的人很可能也经历过身体虐待或言语虐待。换句话说，不良经历通常不会单独出现。

第三个令人震惊的事实是：童年创伤越多，成年后出现医疗、心理和社会问题的风险就越高。

接下来研究人员检验了不良童年经历的程度与健康状况的相关性。结果显示，不良童年经历得分为 4 的人（有过 4 种童年负面经历）与不良童年经历得分为 0 的人（没有经历过任何一种童年负面经历）相比，他们的酒精成瘾可能性为 7 倍，被诊断出癌症的可能性为 2 倍，患抑郁症的可能性为 4.6 倍，自杀倾向为 12 倍。

最后，不良童年经历得分超过 6 分的人与不良童年经历得分为 0 的人相比，寿命会缩短将近 20 年……这些创伤的影响，从童年一直蔓延到中年，甚至直到生命晚期。

（三）不良的童年经历注定导致人生失败吗

　　然而，好消息是，大脑是可塑的，身体也想要愈合。大脑不断地对环境作出反应。如果过高的压力能被终止，取而代之的是建立恢复力的练习，大脑可以慢慢地撤销许多由压力引起的变化。

　　很多证据表明，通过健康的社会互动、锻炼、良好的营养和充足的睡眠，人的大脑和身体都会变得更健康。在过去的十几年里，研究人员已经开始研究积极的童年经历对儿童和成人的影响。

　　另外一个好消息是，很多孩子都表现出了超乎寻常的复原力——并不是所有暴露在不利环境中的孩子最终都会患上精神疾病。具体来说，在神经和行为水平上，对积极的、奖励性的刺激的敏感性，与经历过创伤性童年经历后罹患精神病理风险的降低有关。复原力较好的孩子，往往他们大脑中与奖励处理相关的基底节区域显示出对奖励的高敏感性，或对积极社会刺激的高反应性。此外，有证据表明，中脑伏隔核多巴胺能神经元对奖励反应强烈的个体，压力事件诱发抑郁情绪的可能性相对较低。这些发现都指明，特定的干预措施能有效地防止暴露在逆境中的儿童出现身体或心理问题，而积极的童年经历干预是最重要的一项干预手段。

　　2019 年，约翰·霍普金斯大学的研究人员发表了首个有关积极的童年经历的大规模研究结果，该研究试图识别与创伤经历相反的"保护性童年经历"。他们发现，积极的童年经历是改善成人心理健康，并建立适当社会联系的重要影响因素。以下是研究中发现的 7 种积极的童年经历：

　　（1）能够和家人谈论自己的感受。能够以开放和诚实的方式分享思想、感受和经验，并围绕喜欢的话题对话。这可以是父母和子女之间的对话，也可以是孩子单方面地分享自己的感受。分享的经历能提高大脑的社交能力和情绪管控力。

（2）在困难时期感受到家人的支持。当儿童在生活中遇到困难时，父母通过在场和（或）通过语言表达支持很重要，这会让儿童觉得父母是在他们身边的。

（3）享受参与传统活动的乐趣。一般来说，参与传统活动让我们感到自己是一个更大整体的一部分。在童年拥有参与传统活动的经历创造了一种节奏，将孩子们与更大的整体联系在一起，也与家庭联系在一起。庆祝传统节日是有意义的时刻，可以帮助孩子感觉到与他人的联系，获得更强的集体意识，并促进终生的积极记忆。

（4）在高中时期的归属感。在调查中发现，对于很多成年人来讲，高中可能是一段艰难的经历。这个时期的归属感仍旧可以在很多地方得到，可以来自参加课外活动、加入有共同兴趣的俱乐部或团体，或者仅仅是通过找到同伴。感觉与他人联系紧密，拥有积极的人际关系，是归属感的重要组成部分。

（5）有朋友支持的感觉。和感受到家人的支持一样，孩子感受到朋友的支持也很重要。父母要鼓励孩子与朋友建立健康、互助的关系，并鼓励孩子寻找具有优秀品质的朋友。

（6）有其他成年人真心关心孩子。虽然让孩子感受到家人的支持很重要，但在家庭之外的支持对他们的成年生活也很重要。这些成年人可以是老师、辅导员、教练、朋友的父母、邻居等。儿童如果除了父母，还有可以交谈或求助的人，将大幅度提高他们的安全感和归属感。

（7）安全感和被保护的感觉。安全感和被保护的感觉不仅意味着身体受到照顾，并免受身体上的危险，还意味着孩子受到精神上的保护，免受压力事件的影响。不管什么方式，重要的是要让孩子们在生活中随时感到安全，这可以帮助孩子们把注意力集中在基本需求得到满足之外的有意义的事情上。

经历过多次积极童年经历的孩子，学会了信任社会关系，而社会关系与成年后的心理健康水平密切相关。在调查中，那些报告了高水平的社会和情感支持的成年人，更有可能在童年时期经历了大量的积极童年经历。在早年经历过多次积极童年经历的孩子，长大成人后也会更愿意寻求支持和照顾。而事实上，那些积极寻求支持和照顾的成年人，即使患有精神疾病，症状也较轻。

积极的童年经历与成人后良好的心理健康状态的相关性，是存在剂量-反应关系的，这意味着孩子的积极童年经历越多，成年后的心理健康状况就可能越好。

减少重大逆境对儿童健康发展的影响，对于任何社会的进步和繁荣都至关重要。科学告诉我们，有些孩子具有复原力，或克服严重困难的能力，另一些则不然。理解为什么有些孩子在早年经历不利的情况下表现良好至关重要，因为这可以为更有效的政策和计划提供信息，帮助更多的儿童摆脱困境，充分发挥其潜力。

尽管人们常说"那件事发生的时候他太年轻了，成年后甚至记不起来了"，但童年的创伤可能会影响一生。虽然孩子很有韧性，但他们不是石头做的。孩子也许能够忍受一次可怕的经历，但多次的重复经历会在他们的身体和心理上烙下伤疤。

没有人渴望充满压力的童年。在童年遭受过深重苦难的人，很少会希望自己的孩子也有同样的经历。但正如一位有过痛苦童年经历的人所总结的那样："如果我不承认痛苦在某些方面给我带来了好处，那就是在撒谎。"在混乱的童年环境中长大的好处，逐渐被医疗工作者、教育家和科学家们所关注，并从中得到了一些颠覆传统观念的发现。

混乱的童年有什么好处呢？这既不是容易回答的问题，也不是容易问的问题，因为问这个问题的人，往往正在承受超出常人的压力。能够提问，对于他们来说就已经是一次努力的尝试了。从幼小无助长到成年，每个人经历了不同的轨迹，也承担了不同的压力。但其中一部分人可能极度贫困，或者被虐待，而另一些则生活在持续不稳定或"护理不足"的环境中。

早年的生活塑造了大脑的硬件，使一些人在某些方面受损，但另一些人却相当强大。在这种情况下，孩子们在压力环境下所采取的一些适应策略，在以后可能会派上用场。

（一）成年人的创伤：希望的盒子

童年的不幸经历的负面影响是有案可查的。过去的研究认为，生命早期的痛苦经历会导致成年后进一步的挫折，因为那些从惩罚和责备的童年中长大的人，在那些岁月里遭受到了如此大的伤害，以至于他们可能永远无法发挥出全部潜力：他们可能更容易抑郁，在智力和记忆力测试中得分较低，患一系列身体疾病的风险似乎也更大，包括从慢性疼痛到心脏病等。

早期的研究还认为，童年时经历过严重压力的成年人会表现出一种敌意的归因偏见，即别人认为中性的事件，他们会认为是威胁。这种认知缺陷会阻碍职业和社会成功。这意味着，这些人的压力反应系统要么低于标准，要么超过标准，这种影响会使他们更容易鲁莽行事，即使在没有受到刺激的情况下也是如此。他们长大后会变成郁郁寡欢、孤僻的青少年，或许最终成为容易大发雷霆的成年人。

传统研究描绘了一幅过于绝望的画面，但事实远非如此。剧本可以被翻转，或者至少可以被修改。最近的研究表明，经历过混乱童年的人，他们在发现和监控威胁，以及回忆负面事件方面，都表现出了更强的能力。科学家们开始思考压力"积极"的一面。

虽然过去大多数针对逆境中的年轻人的研究都集中在分析他们不擅长什么，但科学家的新目标是揭示这一群体的心理优势，以及对他们擅长什么的了解。一部分科学家把这个核心问题视为生命史理论的自然结果。生命史理论认为，人们是根据童年环境来构建自己的生活的。一般来说，那些成长在安全、可预测的环境中的孩子，通常也被提供了足够的物质资源，他们将倾向于使用"慢"策略来学习，延迟满足，并推迟结婚和生育。而那些在生命早期经历巨变的人则倾向于采用"快"策略——更早熟的社会观念、更早的自立、更完善的生活技能。"快"策略的弊端也是明显的，由于对未来更不确定，他们会倾向于得到一个较小的即时回报，而不是稍后获得的较大的回报。

目前确定性的结论是行为和适应性存在相互关系，而严酷或不可预测的童年环境是否会给未来带来客观的好处，这是一个非常谨慎的话题。

（二）积极的压力和不可预测的好处

并非所有的压力都是有害的。压力事件也可能是可以忍受的，甚至是有益的，这取决于它们引发了多少身体压力反应，以及这种反应持续了多久。反过来，这又取决于压力事件的持续时间、强度，以及事件的背景。

例如，压力事件是否可控，身体的压力系统在过去被激活的频率和时长，以及受影响的孩子是否有安全可靠的关系去寻求支持等。因为孩子在早年应对压力的能力会影响其一生的身心健康，了解不同类型的应激反应的性质和严重程度，可以帮助我们更好地判断是否需要采取干预措施，以降低后期负面影响的风险。

积极的压力是指中度的、短暂的压力反应，如心率的短暂增加或身体应激激素水平的轻微变化。这种压力是正常生活中的一部分，学会适应是健康发展的基本保障。引发积极压力反应的不良事件，往往是孩子在有爱心的成年人的支持下能够学会控制和处理的事件，这通常是在安全、温暖和积极的人际关系的背景下发生的。遇到新的人、处理挫折、进入一个新的托儿所或幼儿园，都能成为积极的压力。如果孩子有足够的支持来培养他的掌控感，那么接种疫苗或者克服对动物的恐惧都可以成为积极的压力源。这是大脑正常发育的必要历程。

可承受的压力是指有可能对正在发育的大脑结构产生负面影响的压力，但通常会在有限的时间内发生，从而保证大脑能够扭转潜在的有害影响，并最终恢复。可承受的压力包括亲人的死亡、严重的疾病、可怕的意外、父母分离或离婚、持续歧视或其他严重事件，但最终通过来自成年人的持续的支持而得以克服。事实上，能提供支持的成年人的存在创造了安全的环境，帮助儿童学会应对和从不良经历中恢复，这是使严重的压力事件转变为可承受的压力事件的关键因素。

为了探索压力的潜在益处，研究人员测试了执行功能的两个要素：抑制能力（即终止一项任务的能力），以及任务转换能力（即将一项任务终止，并开始另一项任务的能力），结果是简单而且直接的。实验流程如下：在研究中，一半的受试者（既有在不可预测的环境中长大的被试，也有在普通环境中成长的被试）阅读一篇题为《艰难的未来：21 世纪的新经济

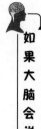

学》的文章，以此引导他们思考不稳定的问题；另一半（与上述相同）则阅读一篇关于一个人寻找丢失钥匙的文章，以模拟普通的压力。在阅读相关资料后，所有的被试进行抑制能力测试和任务转换能力测试。

抑制能力测试的结果显示，不稳定的压力（阅读《艰难的未来：21世纪的新经济学》）对在不可预测的环境中长大的被试的抑制能力的影响更明显；而普通的压力（阅读丢失钥匙的文章）对于正常环境和不可预测环境中成长的被试影响相同。任务转移测试结果显示，面对不稳定的压力，那些童年经历不可预测事件的人比普通环境中成长的同龄人表现得更好，他们在转移注意力方面更快，而且没有失去准确性。

这是童年经历复杂影响的有趣的例证，研究者将这种特质描述为"摆脱自我"的能力，这种认知灵活性与创造力等特质呈正相关。可能的解释是，在压力环境中长大的人更愿意放弃一些事情——他们并不追求完美主义，而是去做必要的事情。而那些在安全环境中长大的人，他们享受对完美的追求。

压力对孩子是否是积极的或有益的，这显然需要更多研究结果的支持。不过，仔细观察每个人的潜在优势，无论他的背景如何，都有助于推翻已有的刻板观念。无论是在整个文化中，还是仅仅为了那些在不确定环境中长大的人，推翻一些刻板观念往往都是有帮助的。

其他认知优势的证据也在逐渐发现。研究人员也在研究童年环境对记忆的影响。目前的发现表明，在不可预知的环境中长大的人，更擅长对工作记忆进行更新，他们有能力忘记不再相关的信息，并能迅速关注更新后的数据。

科学家们认为，在压力下成长可能会促进某种形式的联想学习——一种认识到环境中的多种元素以某种方式联系在一起的能力。在一个不断变化的环境中长大，会让人们更加关注环境的变化，并对其作出反应。在实验室里，这意味着受试者可以更快地意识到他们得到了错误的指令，并相应地改变自己的行为。

这将产生深远的影响。这意味着那些习惯于依赖规则和信任行动的人，如那些在更稳定的环境中长大的人，即使面对负面结果也会坚持规则。而那些来自压力背景的人，则可能会更快地探索其他可能性，并偶然发现新的解决方案。这部分成年人并不特别重视规则，在危险或充满变动的情况下这些特质反而会成为资产。

（三）制造快乐的结局

85 岁的莉莲在童年的大部分时间里都被一个虐待她、患有妄想型精神分裂症的母亲独自照顾。莉莲承认自己通常会怀疑别人的意图，但她仍旧愿意改变自己的人生方向，她的履历包括演员、画家、戏剧教授、学院院长、社区组织者和企业家。她也愿意为家人作出妥协，为了丈夫的事业搬了好几次家，包括长时间居住在日本，这迫使莉莲不断调整自己的职业目标。然而，她仍旧表示："我做这些事毫无困难……除了迎接变化的能力，我的生命中没有任何东西是永恒的。"

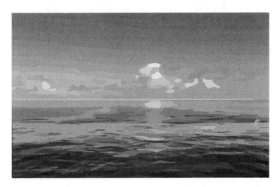

■ 幸福的结局是什么，一千个人心中有一千种答案

正如小说家和心理治疗师早就知道的那样，混乱的童年可能造就更复杂、更引人注目的角色。在对人的智力、性情和精神状态充满负面假设的文化中长大，会导致一个人不断地挑战自我：他们可能表现得不安定，但他们也不轻易放弃。

世界有很多不容易，每个人的心里都有一个还没有长大的孩子，好好地照顾他们。